时代大众心理书坊
心理自助系列

强迫，你好

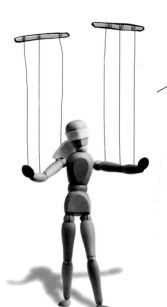

方　红 ◇著
郭本禹 ◇主编

QIANGPO NIHAO

U0274867

全 国 百 佳 图 书 出 版 单 位
APTIME
时代出版
时代出版传媒股份有限公司
安徽人民出版社

图书在版编目(CIP)数据

强迫,你好/方红著. —合肥:安徽人民出版社,2016.1
(心理自助丛书/郭本禹主编)

ISBN 978－7－212－08576－6

Ⅰ.①强… Ⅱ.①方… Ⅲ.①强迫症—防治—普及读物
Ⅳ.①R749.99－49

中国版本图书馆 CIP 数据核字(2016)第 015438 号

强迫,你好

方 红 著

出 版 人:杨迎会　　　　　　　责任印制:董 亮
责任编辑:张 旻　郑世彦　　　装帧设计:陈 爽

出版发行:安徽人民出版社 http://www.ahpeople.com
　　　　　合肥市政务文化新区翡翠路 1118 号出版传媒广场八楼
　　　　　邮编:230071
　　　　　营销部电话:0551-63533258　0551-63533292(传真)
印　　制:安徽联众印刷有限公司
　　　　　(如发现印装质量问题,影响阅读,请与印刷厂商联系调换)

开本:880mm×1230mm　　1/32　　印张:6　　字数:92 千
版次:2016 年 4 月第 1 版　2022 年 6 月第 2 次印刷

ISBN 978－7－212－08576－6　　　定价:27.00 元

∽ 前　言 ∾

古希腊神话中有一个叫西西弗斯的,他是科林斯的建城者和国王。当宙斯掳走河神伊索普斯(Aesopus)的女儿伊琴娜(Aegina),河神跑到科林斯找寻女儿,知悉此事的西西弗斯向河神泄露了宙斯的秘密,条件是要河神给他一条四季长流的河川。这件事被宙斯知道了,便派死神将他押入地狱。没想到西西弗斯却用计绑架了死神。

西西弗斯的行为触犯了众神,众神为了惩罚西西弗斯,便让他把一块巨石推上山顶,由于那巨石太重了,每每未上山顶就又滚下山来,前功尽弃,于是他只能不断重复,永无止境地做着这同一件事……

在现实生活中,我们常常也能看到"西西弗斯"的影子:有人走出了家门,却一遍又一遍地回去检查门是否锁好了;有人把手洗了一遍又一遍,没完没了;有人核查账目也是一遍又一遍,始终不放心……

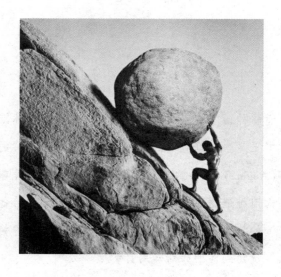

明知道自己这么做是多余的,但却不能控制自己,内心极度痛苦。心理学称这样的症状为强迫症。

强迫症,又称强迫性神经症,其特点是有意识的自我强迫与有意识的自我反强迫同时存在。患者反复出现某些有违自身意愿的思维方式和意志行为,虽然明知强迫症状的持续存在毫无意义且不合理,并尽力地进行抵制,但却始终无法完全摆脱,长期受此困扰。

其实,强迫症就像个哭闹不休的孩子,你越是打骂,他就会哭闹得越严重。而相反,如果你蹲下来,温柔地跟他说话,理解他的所思所想,那么情况一定会有所不同。

有人曾把我们的心理比作平静的湖水,而向湖水中扔石头所激起的涟漪就像是我们的强迫性想法和行为。我们怎样才能让湖面平静下来呢?是继续扔石头,还是不去管它,让它自己慢慢平静下来呢?答案是显而易见的。

当你带着症状去生活,包容它,与它和平共处,就一定能让自己的心理更加释然,更容易保持心平气和。

就像西西弗斯,终于有一天,他在这种孤独、绝望的生命过程中发现了新的意义——他看到了巨石在他的推动下散发出一种美妙的动感,他与巨石的较量所碰撞出来的力量就像舞蹈一样优美。他沉醉在这种幸福当中,以至于再也感觉不到苦难了。当巨石不再成为他心中的苦难时,众神便不再让巨石从山顶滚落下来。

西西弗斯的石头，既是悲惨的源泉，也是重获幸福的踏板。

当你能够对强迫症衷心地道一声"你好"，它一定会对你回报以会心的微笑。

目录

CONTENTS

Part 1

认识强迫

RENSHIQIANGPO

一
话说强迫症

❶ 你有强迫症吗

有资料显示,最早提出强迫症概念的是法国精神病学家 Esquirol,他在 1838 年报道了一例强迫性怀疑的病例,并把它归为"单狂"。1861 年,Morel 也描述了类似的病例,他称其为情绪性妄想。1866 年,Morel 正式提出了"强迫症"这一名称。后来,弗洛伊德在神经症的分类中,把强迫症作为独立的疾病单元,与癔症并列,并对此症进行了深入的研究,提出了关于强迫症的精神分析理论。

美国全国共病率调查(NCS)结果表明,强迫障碍是仅次于抑郁症、酒精依赖和恐惧障碍的第四位常见病。目前,它已经被列入严重影响人们生活质量的四大精神障碍之一,是 21 世纪精神疾病研究的重点。

1982 年,我国的流行病学调查结果就已经显示:强迫症在 15—59 岁人口中的患病率为 0.03%。照此估计,我国的患者人数可能有几百万之多！看到这里,你一定很想知道:自己是否也中了强迫症的招了呢?

你会反复思考一些毫无实际意义的问题,如人的耳朵为什么长在脑袋两侧吗?

你会经常强迫自己计算毫无意义的数字,如一边走路一边数走了多少步吗?

你会经常强迫自己回忆某些往事吗?

你总担心自己在某一场合失控而做出违法的事情吗?

你会无法控制地反复洗手或换衣服吗?

你总是会怀疑门或者抽屉没锁上而反复检查吗?

你经常会在信寄出后怀疑地址写错而后悔没有反复检查吗?

你站在河边时经常会想要跳下去吗?

你经常会对一些无关紧要的事情或现象追根寻源,结果越弄越"糊涂"吗?

你在见到或听到某件事时总会联想到别的事情,如见到车祸即联想自己的亲人出了意外吗?

你经常会为摆脱强迫症状而刻板地、重复地做一些仪式性动作,如为摆脱反复洗手而不停地搓手吗?

你总是在上床后浮想联翩,难以入睡吗?

你常常害怕自己会变成精神病患者,怕无法医治而感到悲观吗?

你明知自己所想的或所做的事情是不合理的却又无法摆脱,并因此深感痛苦和焦虑不安吗?

以上题目是对强迫症的自我测试。在阅读本书之前,你不妨也先测一测:对于这些问题,如果你的答案有 4 个或者 4 个以上是"Yes"的话,那么你就可能患上强迫症了。

不过,确切地说,什么是强迫症呢?

❷ 强迫症知多少

近来,强迫症似乎成了一种"时尚病",很多人一提起强迫症便侃侃而谈,甚至还有一些人喜欢往自己身上贴标签,动不动就称自己患上了强迫症,但仔细探究,便会发现他对此只是一知半解,问题也往往没有想象的那么严重。

强迫症到底是什么样子

强迫症(Obsessive Compulsive Disorder,OCD),又称强迫性神经症,是一种发病率较高、发病年龄较早、病程迁延、慢性波动的难治性疾病(曹文胜,2003)。它的主要症状表现为强迫观念和强迫行为,同时伴有认知和行为的障碍。其特点是有意识的自我强迫与有意识的自我反强迫同时存在。患者重复出现某些有违本身意愿的思维方式和意志行为,虽然明知强迫症状的持续存在毫无意义且不合理,并尽力地进行抵制,但却始终无法完全摆脱,长期受此困扰。

DSM-IV(《精神疾病诊断与统计手册》, *The Diagnostic and Statistical Manual of Mental Disorder*, 第 4 版)提出,强迫症包括强迫思维和强迫动作,其中强迫思维的定义包括下面四个方面:(1)在病程中某一时间所体验过的思想、冲动意念或想象,会反复或持久地很不合适地闯入头脑,以致引起显著的焦虑或痛苦烦恼;(2)这种思想、冲动意念或想象并不单纯是对于现实生活中一些问题的过分担心;(3)患者企图忽视或压制这些思想、冲动意念或想象,或者用其他思想或行动来中和它们;(4)患者认识到这些强迫性思想、冲动意念或想象都是他(或她)自己头脑中的产物(并不是被强加的思想插入)。

强迫动作的定义则包括两个方面:(1)患者感到了被迫作为强迫思维的反应,或按照应该僵硬执行的规则而不得不进行的反复行为(例如,洗手、排次序、核对)或精神活动(例如,祈祷、计数、默默地重复字词);(2)目的在于预防或减少痛苦烦恼或为了预防某些可怕的事件或情景而进行这些行为或精神活动,然而这些行为或精神活动实际上并不能起到所设计的中和或预防作用,或者实际上是明显的过分。

　　我国 CCMD-3(《中国精神障碍分类与诊断标准》第 3
版)对强迫症的描述是:一种以强迫症状为主的神经症,其
特点是有意识的自我强迫和反强迫并存,二者强烈冲突使
病人感到焦虑和痛苦;病人体验到观念或冲动来源于自我,
但违反自己意愿,虽极力抵抗,却无法控制;病人也意识到
强迫症状的异常性,但无法摆脱。病程迁延者以仪式动作
为主而精神痛苦减轻,但社会功能严重受损。

　　从上述定义看,强迫症在临床上一般表现为两类:一类
是强迫思维,表现为反复出现的观念、思想、想象或冲动念
头等,它会给患者带来明显的焦虑和痛苦,因为他们明明知
道这些想法是没有必要的,但就是摆脱不了。另一类是强
迫行为,如咨询过程中经常会碰到的强迫洗涤。还有强迫
检查:有些患者会反复检查门窗是不是关好了、自行车是不
是锁好了;有些医生会不断地检查处方是不是开对了;有些
银行职员会不断地重复清点钱是不是数对了;还有些编辑
人员会一遍又一遍地检查是否还有差错的地方。强迫思维
与强迫行为之间有着紧密的联系。Foa 等人的研究表明,
有 90%的患者报告他们表现出强迫行为就是为了预防强迫

思维的出现或者减少强迫思维带来的痛苦和焦虑（Foa et al.，1995）。

当然，强迫症患者表现出来的强迫症状与正常人的认真、仔细、讲究卫生等完全不同。前面已经提到，强迫症的特点是有意识的自我强迫与自我反强迫同时存在。通俗地说，就是明知不对，但还是那样去做，而且做起来会没完没了。因为自我强迫与自我反强迫是对立的，病人因此会产生强烈的心理冲突，进而表现出明显的焦虑与痛苦，他们把大量的时间、精力都用在了强迫上，而强迫是一个永不知足的家伙，从最初的导致患者请假到最后的休学或辞职，它会变得越来越贪婪。因此，强迫症是一种极具破坏性的焦虑障碍，患者内心感到非常痛苦，严重的时候，还会影响到其正常的工作、生活！

强迫症患者眼中的世界

也许在你眼里，凌乱才是一种自然美，东西随意放置代表的是一种随意与不拘一格的个性（下页左图）。

但是，在强迫症患者那里，凌乱是他们最不能忍受的，他们臆想的世界应该是这样的（下页右图）：

强迫，
Qiangpo,你好
Nihao

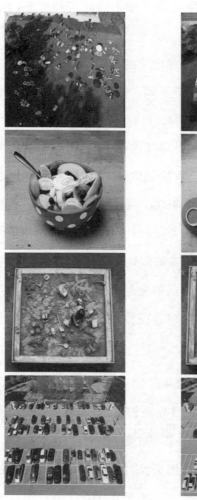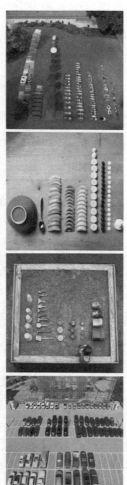

他人眼中的强迫症

有人曾趣言,如果用比较夸张的语言来描述强迫症患者的话,那我们完全可以这样说,他们是:

一群不苟言笑的思想家、批评家、理性主义者;

一群神色凝重、眉头紧锁、俨然"忧天下之忧而忧"之士。

他们的衣着打扮非常讲究"不讲究":不讲究新潮、另类、夸张、浪费,但必须讲究朴素、干净、整洁。

在为人处世方面,他们谨小慎微,一丝不苟。

他们最常说的口头语是:"绝不能……""千万别……""绝对是……""我什么都明白,但我就是控制不住"……

所以,

在常人的眼里,他们是追求完美的人;

在管理者的眼里,他们是做事让人放心的人;

在平和型的人眼里,他们是可亲近的人;

在活泼型的人眼里,他们是让人冒火的人;

在批评家的眼里,他们是无可挑剔的人;

在艺术家的眼里,他们是找不到感觉的人;

在精神分析家的眼里，他们是最执著的求助者，是最遵守约定的来访者。

其实，这些个体在患上强迫症以前，都会不同程度地表现出强迫型人格特征。对于强迫型人格，许多专家和学者都从不同的角度进行了概括和描述，这些概括与描述显示出了很大的一致性。2002 年，上海科学技术出版社出版的《强迫症与疑病症》一书对这些强迫型人格特征进行了归纳与总结，得出了 45 个常见的强迫型人格特征：

①显著的两价性，即同时具有两种相反的评价、态度、情感或动机，如伸出手去想跟别人握手，又迟疑着不想跟别人握手。

②喜收藏囤积。

③勤奋。

④怀疑。

⑤掩隐着对别人情绪上的强烈依赖。

⑥不恰当感。

⑦粗暴的自我批评。

⑧理想主义。

⑨勤劳刻苦。

⑩抑制情绪,既不让自己觉察,也不外露。

⑪智力在中等以上或者优秀。

⑫不宽容。

⑬爱好对称。

⑭过分注重琐事。

⑮讲究秩序,有条不紊。

⑯爱干净。

⑰过分关心细节。

⑱过分重视真假。

⑲过分认真。

⑳过分控制。

㉑过于道德的态度。

㉒顾虑多端。

㉓过于严肃。

㉔吝啬。

㉕不屈不挠。

㉖悲观。

㉗精确。

㉘拖延。

㉙死板。

㉚自我意识过强。

㉛自我抹杀。

㉜敏感。

㉝害羞。

㉞责任感强。

㉟倔犟。

㊱爱整洁。

㊲易为职责而烦恼。

㊳犹豫不决。

㊴思想呆板拘束，缺乏幽默感。

㊵严格遵守各种规则、制度和习俗。

㊶高标准和非此即彼的态度。

㊷强烈的不恰当感和怀疑。

㊸反应和行为缓慢。

㊹别人的保证、报答和支持特别重要。

㊺害怕变化,避免改变。

有调查显示,强迫症患者当中约有 2/3 具有较为明显的强迫型人格特征,但有 1/3 不具有这些特征。这就说明,强迫症与强迫症人格具有很大的关联性,但是强迫症人格并不是患强迫症的决定因素。

强迫症的诊断

对于强迫症的诊断,常见的标准有三个,即 DSM-Ⅳ、ICD-10、CCMD-3。不同的机构会采用不同的诊断标准。限于篇幅,我们在这里只详细介绍一下 DSM-Ⅳ 的诊断标准。

美国精神病学会(APA)从 1952 年起就开始制定《精神疾病诊断与统计手册》(*The Diagnostic and Statistical Manual of Mental Disorder*),后来称之为 DSM-Ⅰ。1994 年,DSM-Ⅳ(即 DSM 第四版)出版,这一版对强迫症的诊断标准做了详尽的描述,并强调了强迫思维与强迫行为之间的关系,并指出强迫动作不仅仅是外显的行为动作,还包括内隐的心理上的仪式行为或心理活动。另外,该版本还把那些对自己的症状没有很清楚地意识到的患者也包括了进来。之所以强调这一点，是因为已有的研究发现，患者对自己强迫观念的确信程度、强迫观念带来的后果以及阻止强迫行为或回避问题会带来什么后果的看法，都会显著影响治疗的效果（Clark，2004）。

DSM-IV 对强迫症的诊断标准如下：

300.3　强迫症

A.或者是强迫思维，或者是强迫动作：

强迫思维的定义具备下列四者：

（1）在病程中某一时间所体验过的思想、冲动意念或想象，会反复或持久地很不合适地闯入头脑，以致引起显著的焦虑或痛苦烦恼；

（2）这种思想、冲动意念或想象并不单纯是对于现实生活中一些问题的过分担心；

（3）患者企图忽视或压制这些思想、冲动意念，或想象，或者用其他思想或行动来中和它们；

（4）患者认识到这些强迫性思想、冲动意念或想象，都是他（或她）自己头脑的产物（并不是被强加的思想插入）。

强迫动作的定义具备下列二者：

(1)患者感到为了被迫作为强迫思维的反应或按照应该僵硬执行的规则而不得不进行的反复行为(例如,洗手、排次序、核对)或精神活动(例如,祈祷、计数、默默地重复字词);

(2)目的在于预防或减少痛苦烦恼或为了预防某些可怕的事件或情景而进行这些行为或精神活动;然而这些行为或精神活动实际上并不能起到所设计的中和或预防作用,或者实际上是明显的过分。

B.在病程中的某一时段,患者自己曾认识到这种强迫思维或强迫动作是过分的或不合理的。

注:这一点不适用于儿童。

C.这种强迫思维或强迫动作产生了明显的痛苦烦恼,有时是费时的(一天花费1小时以上)或明显地干扰了正常的日常活动、工作(或学习)或者平常的社交活动及人际关系。

D.如存在另一种轴I的障碍,则强迫思维或强迫动作不从属于该障碍(例如,进食障碍之专注于食物;拔毛症之拔除毛发;躯体变形症之考虑到自己的外貌;物质滥用障碍之沉湎于滥用药物；疑病症之沉湎于患有重病；性变态之沉湎于性冲动欲望或性幻想；重性抑郁障碍之反复地自责自罪）。

E.此障碍并非由于某种药物（例如，成瘾药物、处方药品）或由于一般躯体情况所致之直接生理性效应。

若有以下情况，注明：

伴自知力不全，如当前发作的大部分时间，患者不能认识这种强迫思维或强迫动作是过分的或不合理的。

《中国精神障碍分类与诊断标准》第三版（CCMD-3）则对强迫症的诊断制定了四项标准：症状学标准、严重程度标准、病程标准、排除标准。

由于在精神障碍的分类中，强迫症类属于神经症，所以在症状学标准中首先要强调的是，必须符合神经症的诊断标准。当然，强迫症状是主要的症状，或是强迫观念，或是强迫行为，或是强迫观念与强迫行为兼而有之。同时，患者认为强迫症状不是他人或外界影响所强加，而是起源于自己的内心。此外，强迫症状会反复出现，患者试图克制其出现，但总是不能奏效。

为了不把轻微的、偶尔为之的强迫表现误认为是强迫症,因此,在诊断时还需符合严重标准和病程标准:严重程度已对工作、学习或生活等社会功能造成损害;病程至少已经有 3 个月。

最后,强迫症状也可见于其他精神障碍,容易造成混淆和误诊,所以在诊断时要遵循排除标准:排除其他精神障碍的继发性强迫症状,如精神分裂症,抑郁症或恐惧症等;排除脑器质性疾病,特别是基底节病变的继发性强迫症状。

❸ 常见案例一二

案例一:吃错药的患者

小朱是一位高中二年级的学生,学习成绩优异,身体也很健康。前段时间因为患上急性阑尾炎进行了手术治疗,接受手术后在医院躺了一周。临出院的前一天,一位值班护士推着车子来到他的床前,随手拿起两包药给他服用。在他吃过药之后不久,护士又转回来看他床上的卡片,问道:"你是朱某某吗?"他点点头。护士又问:"你刚才吃的

是什么药?"他说:"两粒黄色药片,三粒白色药片。"接着他
紧张地问护士:"怎么啦?"护士没有说什么,转身走向护士
值班室。

第二天出院回家后,小朱觉得浑身不适,有些头痛,便
认定是吃错药造成的。于是到医院去追查,护士再三说明
没有给错,但是无论护士怎么解释,小朱就是不相信,一连
找了好些天也没有结果,而身体出现的异常症状也没有得
到任何缓解。

案例二:数台阶的烦恼

晓菲是初中三年级的学生,从出生起就一直住在平房
里。去年小区进行了规划,晓菲家成了搬迁户,不到一年的
时间,她家分到了一套在六楼的三室一厅的新房。拿到钥
匙那天,全家人都非常高兴。

从那天起,晓菲每天都陪妈妈去看新房,而且每次都好
奇地数着楼梯的阶数。搬完家后,上楼的新鲜感逐渐消失
了,可她每天上下楼还是要在心里数着楼梯的阶数。而且
这种情况愈来愈严重,她发现除了回家上楼的楼梯外,她还

会不由自主地数学校楼梯的台阶数、商店楼梯的阶数——凡是有楼梯的地方,她都会不由自主地数起阶梯的数目来。

在意识到自己的这个毛病后,晓菲一天到晚都感到焦虑不安。

案例三:锁不上的门

钱女士是某某小区的住户。前段时间,她听说自己居住的小区出现了盗窃事件。从那以后,她就开始非常担心,每次出门都要将门锁得紧紧的,可是走不了多远,她心里就开始犯嘀咕,脑子里反复在想,门锁好了吗? 锁了,没锁,锁了,没锁……心里非常紧张,感觉乱糟糟的,只好返回去检查门锁,结果每次都发现门锁得好好的。虽然明明知道会是这样的结果,但每次都必须反复检查。只有检查了,她才觉得安心。

案例四:洗不净的手

王老师是某大学的教师,性格恬静,工作认真,待人和蔼。去年9月的一天,她在学校组织的卫生劳动中手无意间碰到了一条黑乎乎的毛毛虫，大声地惊叫了起来，人跳得老远，脸涨得通红，显得十分惊慌。从那以后，她每天都要拼命地洗那只碰到过毛毛虫的手，而且一洗起来就没完没了，有时甚至要洗上一两个小时，即使洗破了皮，搓出了血，她也控制不住，别人怎么劝都没有用。她说其实自己也知道根本没有必要这样做，但就是控制不住，为此她也十分苦恼。

　　强迫症的研究者们指出，强迫症的症状多种多样，有时仅有强迫观念或强迫动作，有时既有强迫观念又有强迫动作；有时候某一症状单独出现，有时数种症状同时存在。同时，强迫症状会时而严重，时而减轻。当患者心情欠佳、疲劳或体弱多病时较为严重；而在患者心情愉快或精力旺盛时，强迫症状可减轻。还有研究者指出，女性患者在月经期间，强迫症状可能加重。

　　事实上，我们每一个人或多或少都会有一些强迫行为。在我们当中，早上上班下楼后又折回去看看门有没有锁好大有人在，频繁洗手、洗衣的也大有人在。因此，当你发现自己有上述一种或多种强迫观念或强迫行为时,也不必过分地担心和焦虑,因为这种担心和焦虑是治疗强迫症最为忌讳的。要相信你一定能够依靠自己的力量来克服它、战胜它。

❹ 强迫症遗传吗

答案是:至少有一部分强迫倾向是遗传的。

自 1930 年起关于强迫症的研究中,有 20%～40% 的案例证明强迫症患者的亲属也患有强迫症,而且,与非强迫症患者相比,强迫症患者的亲属患强迫症、亚临床强迫症、抽动秽语综合征的几率更高。此外,对双生子的调查显示,两人同时患有此病的也不是个别现象,尤其是同卵双生子之间的同病率显著高于异卵双生子,这就进一步证明了强迫症与遗传因素有关。当然,从父母那里遗传得来的人格特征,在强迫症的发病中也起着一定的作用。

不过,即使强迫症出现了家族遗传的倾向,但它是怎样一代一代遗传下来的却不得而知。研究者认为,强迫症并没有特定的致病基因,而是由某种遗传倾向和一些明显的环境因素相结合而导致。其中,遗传倾向包括神经化学、电路等的轻微变化,而环境因素则包括心理和身体上的创伤、家庭压力、疾病、死亡、离异等,再加上生活中的一些重要转折,如青春期、搬家、结婚、育子以及退休等。遗传因素一旦与环境因素相结合,就会激发出强迫症的症状。

总的来说,强迫症的致病原因可以归为三类:生物因素、心理因素及其他因素。

生物因素

这一因素包括遗传和神经递质功能失调、脑结构和功能异常等。前面我们已经提到,强迫症的发病与遗传因素有关,而从强迫症的治疗效果来看,凡是具有阻滞神经突出对 5-羟色胺再摄取作用的药物,疗效都良好,而无此作用的药物疗效均不佳。这就表明强迫症的发病机制可能与 5-羟色胺递质功能障碍有着密切的关系。许多临床资料也显示,强迫症的发病与脑器质病变有关,如脑外伤、癫痫、秽语抽动综合征、脑炎等患者易伴发强迫症状。脑 CT 扫描检查发现,有些强迫症患者的双侧尾状核体积缩小。另外,脑功能影像研究显示,患者的框额皮质、扣带皮质和尾状核头存在代谢异常现象。

心理因素

不同的心理治疗流派对于强迫症有着不同的理论解释。弗洛伊德的精神分析学派认为,强迫现象是个体对性本能、攻击本能冲动的自我压抑,而症状是压抑的替代满足。行为学派的学习理论认为强迫症的形成有两个阶段:最初患者将焦虑与某一特定的心理事件联系起来,并以一些仪式行为来缓解焦虑;此后这种仪式行为不断受到强化,患者的强迫症状便循环出现了。认知学派则认为,强迫症患者存在认知失调,常常对正常人不在意的信息过分在意,反复思考又使得焦虑增加,由此导致恶性的循环。

其他因素

压力 强迫症的症状与患者的生活、工作压力有一定的关系。家庭不和、工作紧张等压力使得患者长期处于焦虑的状态之中,最后诱发强迫症。

创伤 强迫症状的表现形式与患者所遭遇到的心理创伤有着直接的联系。亲人朋友的亡故、灾难性的意外事故等重大打击会增加个体的心理易感性,个体所体验到的强烈的焦虑、紧张、恐惧等,都可能诱发强迫症的发生。

教育方式　童年时期父母过于严厉的教育方式将可能导致强迫症的发生。童年时期父母过多地灌输"应该怎样""不应该怎样"等思想,可能导致童年期的儿童心理发育偏离正常,为以后患上强迫症埋下了伏笔。

那么,若详细从家庭层面来说,有哪些因素与强迫症的形成有关呢?

无疑,父母的教养方式会"压"出强迫症,除此之外,父母的心理卫生状况以及亲子互动关系等都与儿童、青少年强迫症的形成有关。

儿童、青少年的心理健康状况在很大程度上依赖于生活中主要照料者(主要指父母)的心理健康状况。若父母患上心理疾病,不但会影响其养育技能,还会导致他们的孩子长期处于一种慢性应激环境之中。Riddle 等调查了 21 名儿童青少年强迫症患者的家属,发现 4 名儿童青少年的父母患有强迫症(占 19%),11 名儿童青少年的父母有强迫症状(占 52%)。Carter 等对 100 例强迫症患者(包括儿童青少年时期起病和成年期起病的患者)的 466 名一级亲属进行了访谈,并以 33 名无精神病者的 113 名一级亲属作为对照组,研究发现:强迫症组亲属患强迫症的比例明显高于正常对照组(47/466;2/113),而且早发(18 岁之前起病)强迫症患者的亲属更为突出,是成年期发病者的两倍。同时,他们还发现,强迫症组亲属患焦虑症和抑郁症的比率也高,早发强迫症患者亲属的患病率明显高于晚发者。因此,在某种程度上我们可以说,孩子患上强迫症与父母的心理健康状况有关。

此外,家庭中的亲子互动关系对儿童的身心发展有着重要的影响。临床发现,强迫症儿童的家庭成员在相互影响过程中,往往倾向于采用消极的行为模式。Barrett 等采用躯体威胁和社会威胁这两个背景话题,让家庭成员进行 5 分钟的讨论,以此来观察强迫症(18 例)、焦虑症(22 例)以及正常对照组儿童(22 例)的家庭在解决问题时表现出来的行为和情感特征,以及不同家庭的亲子互动关系特点。研究表明,强迫症家庭组的父母和孩子所表现出来的行为明显有异于其他组的家庭。强迫症组的父母积极行为较少，他们较多使用消极的问题解决策略，较少鼓励孩子的自主性和独立性，对孩子的能力较缺乏信心。同时，与其他组儿童相比，强迫症儿童在独自解决问题时表现出缺乏自信，较少运用积极的问题解决策略。我们一方面可以将这种互动关系解释为父母的行为促进了孩子精神病理的发展，另一方面也可以将其解释为父母的行为是对孩子强迫行为的反应。这些发现对于理解儿童、青少年强迫症症状的持续存在有着重要的意义。

　　儿童、青少年强迫症患者的家庭具有多方面的特征，了解这些家庭因素的特点，有益于更好地制订相应的治疗措施。在治疗儿童、青少年强迫症患者的过程中，父母参与治疗是非常有必要的，父母的共同参与能提高父母的心理卫生水平，改善家庭互动关系，减少家庭负荷，从而提高对患者的疗效及其康复水平。

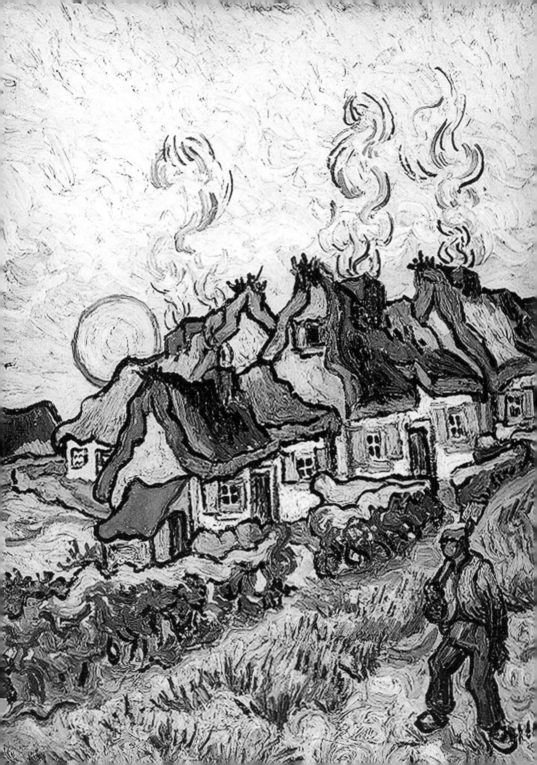

二
强迫与强迫症

❶ 有强迫症状就是患上了强迫症吗

  强迫症并不是一个单一的症状概念，它有其相对独立的病因、病理、症状表现等概念；而强迫症状是强迫症的主要症状表现，是该病的核心问题，其他诸如情绪、思维、行为和社会功能等方面的障碍，都是由此症状表现衍生而来。例如，患者因为强迫症状迟迟不能消除而感到焦虑不安、痛苦欲绝；患者还会一次次地屈服于强迫意念而重复一些不该重复的行为；由于长期受到强迫症状的困扰，患者还有可能无法正常地工作、学习、生活,社会功能受到损害。

同时,强迫症状是精神障碍的一种症状表现,许多不同的精神障碍都可以表现出强迫症状,如抑郁症和某些脑器质性精神障碍等。所以说,强迫症状并不是强迫症所特有的症状表现,我们绝不能将强迫症状等同于强迫症。

以抑郁症为例。有些抑郁症患者也会表现出强迫症状,一些强迫症患者也往往伴有抑郁症状。两者的鉴别相对难一些。有研究者调查发现,强迫症患者的父母患有躁狂抑郁性精神病的几率较高,显著高于患上其他疾病。在症状表现上,强迫症与抑郁症的重叠之处也比较多,为临床诊断造成了极大的困难。强迫症患者常常伴有抑郁情绪,尤其是在强迫症患病持久或严重时。同样,抑郁症患者也有近 1/3 表现出了强迫症状,其中较多的是强迫回忆过去不愉快的事情。因此,临床上经常出现误诊,把强迫症误诊为抑郁症,或者把抑郁症误诊为强迫症。那么,我们该怎样区分这两者呢?

通常情况下,我们会从以下几个方面来综合分析:

看哪个症状先出现

临床上通常把先出现的症状称为原发症状，把后出现的症状称为继发症状。如果原发症状是强迫，那么我们就考虑将其诊断为强迫症；若原发症状是抑郁，那我们可能会将其诊断为抑郁症。

以哪个症状为主导

在整个病程的演变过程中，哪个症状占据主导地位，我们就倾向于将其诊断为那个方面。也就是说，如果在整个病程的演变过程中，强迫的症状起着主导的作用，那么我们就倾向于将其诊断为强迫症；反之，则倾向于将其诊断为抑郁症。

有无强烈的抵抗意识

抵抗意识是强迫症患者感到痛苦的根源，而抑郁症患者对于强迫症状并不会有意识地加以抵抗。例如，在强迫回忆中，强迫症患者会竭力制止自己去回忆，而抑郁症患者则往往是抱怨和后悔"我当时为什么要这样"。

病程

强迫症患者的强迫症状时轻时重，波动性较大，是持续的慢性病程；而抑郁症是典型的发作性病程，间歇期完全正常。

人格

强迫症的发作与强迫型人格障碍有明显的关系,病前经常会表现为强迫型人格障碍,而且强迫症患者的父母有强迫型人格障碍的可能性极大;而对于抑郁症,研究者并没有发现其与哪种特殊的人格之间有什么关联。

此外,强迫症状还见于强迫型人格障碍、脑器质性精神障碍、神经衰弱等。因此,在诊断时,我们必须做全面的症状观察与分析,才可以下结论。"只见树木、不见森林"的做法,是极有可能造成误诊的。

❷ 哪些不是强迫症

仪式化行为不是强迫症

被心理学家奉为疾病诊断"圣经"的《精神疾病诊断和统计手册》中提到:

由某种特定的文化所规定的仪式化行为,其本身并不是强迫症,除非这种行为已经超越文化常规,或是在一些没有相同文化习惯的人视为不合适的时间或者场合发生,或者这些行为已经干扰了正常的社会生活。在重要的生活转折或极度悲伤的情境下，这些仪式化行为可能会突然加剧。那么，在不熟悉文化背景的医生那里，就可能会被视为强迫症。重复的检查行为在我们的日常生活中经常会遇到，但只有当患者的此类行为非常耗时且导致治疗上明显的障碍和明显的情绪低落时，才能将其确诊为强迫症。

某些仪式化行为的出现，很可能是文化原因而不是强迫症，认识到这一点非常重要。

药物滥用和强迫性赌博不是强迫症

尽管这类行为大多具有强迫性的特点，但由于它们并不完全符合强迫症的临床定义，因此不能将其视为强迫症。药物滥用和强迫性赌博等成瘾行为都是为了获得短暂的快乐，而强迫症引起的绝大多数强迫思维和强迫行为都是没有必要且无法带来任何愉悦感和满足感的。

强迫型人格障碍（OCPD）不是强迫症

《精神疾病诊断和统计手册》是这样界定强迫型人格障碍的：

强迫型人格障碍的患者会表现出对细节、规矩、秩序的过分关注，有完美主义倾向，并以灵活、开放、效率为代价，过分关注精神上人与人之间的掌控地位，他们将世界视为非黑即白，非是即非，没有灰色地带，任何一些不完美都是无法接受的。

尽管名称相似，但这二者还是有很大差别的，强迫型人格障碍并非强迫症。

❸ 强迫的根源：都是"万一"惹的祸

道家曾做过一个比喻：一缸纯净的水，它很完美，但它是"毒药"，无法养鱼虾，它是一缸死水。现在，往这缸水里扔一些食物、泥土等杂物，从表面上看这缸水不再完美，它混浊了，而且看起来让人觉得不太舒服，但是，这缸水从此有了营养，它可以养鱼虾了！它变成了一缸活水，它从此具有了生命力。所以，不完美才是真完美。

而强迫症患者通常都具有追求完美的人格，他们常常会执著于生活中"万一"会发生的事情。"万一"就是万分之一，也就是说这件事情发生的可能性非常小。从概率论看，"万一"指的是小概率事件。但是，强迫症患者深陷其中、欲罢不能的就是这种小概率事件！就像大海捞针，尽管我们肯定可以把这根针从海里捞上来，因为它确实存在于海底，只是捞上来的可能性非常小，甚至可能花一辈子的时间都捞不上来。

有一些强迫症患者常常对自己已完成的事情放心不下，需要反复核实。他们会反复想：万一我刚寄出去的信件没有写对地址怎么办？万一我没有在考卷上写姓名怎么办？万一我刚才说的话对方不理解怎么办？如此等等。

还有一些强迫症患者在某种场合下，会出现一种明显与当时情况相违背的内心意愿：万一我把孩子扔进河里怎么办？万一我控制不住从楼上跳下去怎么办？万一我开车撞到人怎么办？万一我被车撞到怎么办？

患有强迫洗涤的患者心中总摆脱不了"感到脏"的想法，因此他们会一遍又一遍地洗手，有的甚至用消毒液或酒精洗手，他们担心：万一我所碰触过的东西带有细菌或病毒怎么办？万一我的手没有洗干净怎么办？

　　而强迫检查的患者总是对明知已做好的事情感到不放心,他们担心:万一门窗没有关好怎么办? 万一煤气没有关好怎么办? 万一正在编辑的书稿中还有错误没有检查出来怎么办? 如此等等。

　　写到这里,我突然想起了曾获得 1998 年第 70 届奥斯卡奖的美国电影《尽善尽美》(*As Good As It Gets*)。关注强迫症的读者应该听说过或者看过这部比较典型的关于强迫症的电影。该部影片的主演是杰克·尼科尔森(Jack Nicholson),他饰演的是作家梅尔文·尤德尔(Melvin Udall),他讨厌邻居所养的小狗沃戴尔,因为它总是在他门前的地板上撒尿。影片中的尤德尔总是开着一条门缝跟邻居说话,进门后他会锁 5 次门锁。同样,门闩也需要闩 5 次,灯也需要开关 5 次,这些都是强迫检查的患者经常做的。走进卫生间,尤德尔摘下了手套,不是放在桌子或者某个放置架上,而是直接扔进了垃圾桶。再看看尤德尔是怎样洗手的:他洗一次手要用两块香皂,一块用来搓掉自己手上他自以为沾上的细菌,搓两下立即丢掉,而另一块则用来清除他认为第一块肥皂没有清理完的污垢,然后还是立即丢掉，用水冲净手。在他看来，冷水是不能够彻底清除他手上的细菌的，因此他用滚烫的热水来清洗他的双手，一边洗嘴里还一边嘟囔着"烫、烫、烫、烫"。当他打开装香皂的柜子，我们看到里面装着满满一柜子的香皂。不假思索，我们便几乎可以断定，尤德尔患上了强迫症。

因为害怕万一被细菌感染，尤德尔以不同于常人的方式洗手，不与人接触，即使在拥挤的餐馆他也总是避开所有的人。剧中，尤德尔走路的方式非常具有喜剧的效果，他总是跳着从一个相对干净的地方跳到另一个相对干净的空地。因为担心万一会发生意料之外的事情，他去饭店吃饭从来都带着自己的餐具，只接受固定餐厅的固定女招待卡罗尔的用餐服务。他必须坐在自己固定的座位上，不然就会用刻薄的话语将那个座位上的人赶走，他每次都点煎鸡蛋和火腿……

在强迫症患者的脑子里，似乎存在着一个固定的句型"万一……怎么办?"为了这种万分之一的可能性，我们的强迫症患者花了大量时间在茫茫大海里捞取那根如丝的针。他们将所有的注意力都集中在这万分之一的可能性之上,而对于其他的万分之九千九百九十九却视而不见。

事实上,我们每一个人在每一天的日常生活中都会遇到这样的"万一"的事情,唯一的区别在于:大多数人在想到这些"万一"的事情时,虽然偶尔也会担心,但是他们不会执著于去解决和预防这种"万一"的发生。因此,我们要知道这一点,即对于强迫症患者的治疗并不是消除他们对"万一"的担心,而是要让他们明白这些"万一"只是一些发生概率非常小的事件,并通过一些方法让他们将注意力转移到其他万分之九千九百九十九上去。

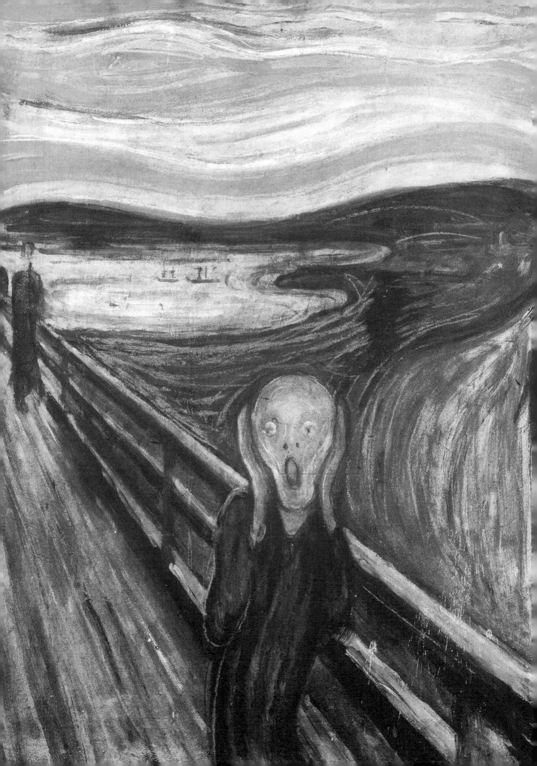

三
奇怪的强迫症

❶ 信息强迫症

百度上说,信息强迫症指的是一个人总是强迫自己去
了解一些信息,害怕信息被遗漏的心理现象;是指某些人因
对信息的渴求、依赖而产生的一种来源于自我但又不能有
意识地加以控制的强迫症状。

信息时代,通讯工具给人们带来了无数的便捷,但在海
量的信息面前,也有不少人迷失了自己,越来越多的人受困
于"信息强迫症"。我们经常会看到,有些人每隔几分钟就

要看一下手机，不然就会坐立不安，总觉得手机在振动或者手机铃声在响；有些人上班或回家的第一件事就是看有没有邮件；还有很多人甚至在手机上收发邮件……也许，这些人当中就包括了你我。如果一天没有收到短信或邮件，很多人就会因此而感到不自在，情况严重的甚至还会烦躁、坐立不安，这些都是信息强迫症的症状。

在现实生活中，我们不难发现，患上这种信息强迫症的很多是忙碌的上班族。为了在职场竞争中获胜，也为了追求时尚的生活，他们需要很大的信息量，不掌控信息就会焦虑。有调查显示，对都市白领来说，最大的压力来自购房；排在第二位的是担心工作得不到上司欣赏；第三位是有太多的工作需要完成。压力，容易让人产生强烈的危机感。而让自己处于忙碌状态，记住一些别人不知道的信息，似乎成了一种自我的安慰和能力的象征。因此，他们觉得，收集更多的信息便可以让他们在人际交往或工作中获得更多的优越感和主动权，而这很可能就是许多上班族成为信息强迫症"患者"的主要原因。

英国科学家研究发现，频繁发短信、写电子邮件或处理文本信息会使原本聪明的人变笨。在智商测试中,过于忙碌地处理种种信息的人的得分甚至比吸毒的人还要低。脑科医生给出的解释是,这样频繁地处理信息,会让脑部的运作受到影响,从而降低工作效率。

因此,如果你搜集信息成瘾,但内心很接受自己的这种做法,那么,只要周末的时候休息一下,或者找几个好朋友聊聊天,这种状况很容易就会得到缓解。但如果你总是情不自禁地搜集信息,看完信息后又感到自责,内心的想法和外在的表现出现冲突,那么很容易导致神经系统受到伤害,对于这种状况,你要寻求专业心理咨询师的帮助了。请了解一下心理咨询师的信息吧。

❷ 晚睡强迫症

你是否眼睛总是布满血丝,黑眼圈明显,还不时地打哈欠?

你是否在公交车、地铁上或者办公桌前,只要一闭上眼就会出现想睡觉的感觉,而且这种感觉围绕着你驱之不去?

你是否到了晚上困倦感就变成了亢奋感，于是开始打游戏或者看电视剧。而且，打游戏的时候总是想着"下一局就是最后一局"，或者看电视剧的时候总想着"看完这集就睡觉"，而结果是每次都食言？

你是否每晚都要到两三点才睡，第二天起床的时候又非常后悔，但到了晚上依然熬夜到凌晨？

你是否每晚睡觉前，甚至是躺在床上的时候会辗转反侧，认为自己"还有好多事情没有做，就这么睡觉太可惜了"或者"现在睡觉太早、太浪费时间了，不如先做点什么吧"？

你是否认为在深夜的时候，尤其是凌晨三点左右头脑异常清醒，思路清晰，做任何事情都能达到"灵感爆发"的程度？

你是否有很多事情明明可以白天做，但却偏要留到半夜再做，认为"白天有白天的工作和事情，晚上才是做这些事的时候"？

如果你对这些问题的答案都是"Yes"，那么，你很可能就患上"晚睡强迫症"！

到底晚睡强迫症是一种什么样的强迫症呢？专家给出的定义是这样的："晚睡强迫症是强迫性神经官能症的一个分支，更具体地说，是行为焦虑症的一种。患有此病的患者总是被一种强迫思维所困扰。对于睡眠有着一种恐惧感或是有着强烈的睡前兴奋，患者在生活中反复出现不睡的强迫观念及相关的行为，或伴有某种焦虑，但其行为能力并未下降，患者自知力完好，知道这样是没有必要的，甚至很痛苦，但却无法摆脱焦虑或是摆脱神经上的兴奋状态，最终导致无法入睡。"

晚睡会对健康产生严重的影响。研究生物节奏的专家认为，长期睡眠不足会严重危害健康，甚至导致肥胖症、癌症等；有心理学家也提出，睡眠是仅次于健康饮食和体育锻炼的一项直接影响人体健康与寿命的因素。

当然，晚睡不等于就患上了晚睡强迫症。在心理学上，强迫症的定义包含两个要素：一是发作的密度和病程的长期性；二是患者本人知道"我不该这么做，但还是要这么做"。

因此，专家建议，晚睡一族要避免不良的心理暗示，不要总是认为自己白天不能做事，没有灵感，只有到了晚上才能静心做事甚至灵感迸发。此外，晚睡一族还要学会一些缓解压力的方式。如果真的患上了晚睡强迫症，也不要讳疾忌医，及时主动寻求专业人士的帮助。

事实上，无论从心理还是生理上看，早睡早起的习惯都是自然界赋予人类最能缓解压力的方式之一，我们为什么要放弃它呢？

❸ 社交强迫症

小张是某公司的销售经理，在还没参加工作的时候，他就已经想好工作之后怎样去集结人脉。他在办公桌上贴了一张表，要求自己一天必须见 4 个客户，每天必须打 100 个以上的电话，每周必须参加三次宴会。就这样，小张坚持了两年之久。功夫不负有心人，他创造了业绩的神话，也被公司委以重任。但是，谁也不知道被他人奉为"神话"的小张，内心却一直备受煎熬。

在当今这个竞争异常激烈的时代，结识新人、扩大人脉网络,已经成了职场精英社交生活的主要目的。像小张这样表现出社交强迫的人也不在少数,这些人往往会给自己定一条"宁可错杀一千,不可放过一个"的社交原则,聚会无论大小,派对不管公私,酒水不管自理免费,一律通吃,总之就是不能漏掉任何一个自己觉得应该认识的人。

有一次浏览网页,无意中看到有人这样写道:"曾经有位朋友受邀出席半商务半私人性质的晚宴。不知何故,此事竟被他的一位同行打听到了。因为了解到将有一位 IT 行业巨头出席这个晚宴,同行央求他带自己一起出席。尽管觉得此举有些荒谬,并且对于晚宴主人来说也不够礼貌,在征得晚宴主人的同意后,这位朋友还是带着同行去了。但他还是很不理解:'他甚至都没机会和巨头说上一句话啊,只是换了名片而已。有什么用呢?'"

可是,在社交强迫症患者心里,这样做是很有用的。结交人脉,已经成了他生活中的一项重要内容。有位精英这样总结自己的经验:"接过对方的名片,如果是和自己同行业,并且是相同的工种,基本可以不必再相互浪费时间。赶快拜拜,另觅良友。"所谓良友,是指同一个产业链上不同环节的朋友，比如 IT 产业，做技术开发的应该重点结交代表风险投资方或者 IT 设备供应商之类的朋友；而做文艺的，就应该多认识艺术品代理商、展览主办方或者收藏家之类的朋友。

事实上，多结交朋友本身并没有错，但如果太过功利并太过频繁地社交，则只会招人反感。有专家建议，要克服社交强迫症，首先要改变社交观念，要明白"人情"并不是决定职业发展的第一要素，优秀的专业能力才是职业竞争的关键所在。要社交，但也要给心一点休息的时间。其次，要缓解职业压力，不要把工作当做一切。当你的大脑一天到晚都在想工作的时候，工作压力肯定就无处不在。因此，需要分出一些时间给家人，要有个人的兴趣爱好，要适当娱乐，参加一些体育运动，在不知不觉间把压力排解掉。

❹ 关怀强迫症

第一次听说"关怀强迫症"这个词，大概是三四年前了，记得当时听到这个词的时候觉得非常不解：关怀怎么会与强迫症联系到一起呢?

后来,上网查了一些资料才知道,原来它在英文中的对应词并不是 care(关怀)之类表示"关怀"的词,而是"co-dependency"(交互依赖)。一些学者将其译成了"关怀",因此就有了这个有点让人匪夷的"关怀强迫症"。通俗一点讲,患有这种关怀强迫症的人非常喜欢关怀别人,有时是物质上的帮助,有时是生活上的照顾,有时是语言上的忠告,而且不管对方是否需要,他们都非要对方接受这种关怀不可。在这种关怀他人、让他人依赖自己的行为中,他们确立了自己的人生价值,获得了心理上的满足。

这让我们想起了众多的家长。是的,在关怀强迫症患者中最多的就是家长。几年前笔者在南京某高校兼职任教时就曾听闻:学校周边的小区房源紧张,因为许多家长为了照顾子女而选择到学校附近买房或租房。这其中还不乏一些大学生家长,他们的子女虽已为大学生,却毫无生活自理能力,过惯了衣来伸手、饭来张口的生活,因此需要父母跟在身边帮他们洗衣做饭。父母对子女的关怀无可厚非,不过,有一些似乎就要另当别论了。关怀是一种利他行为,是为人赞赏的，但如果一个人强迫他人接受自己的关怀，使他人依赖于自己的关怀，那么，这就是一种会破坏人际关系的不健康心理和行为问题了。

关怀强迫症患者有一个非常明显的特征：他们非要对方接受自己的关怀不可。那么，这就意味着接受这种关怀的人必须放弃自己的独立人格、独立意识。这对于被关怀的人来说是一件非常痛苦的事情：任何人到了一定的年龄阶段都会产生独立的需要以及实现自己潜能的需要。但是，关怀强迫症患者却无视这一点，他们拒绝承认子女的能力，也不愿接受子女将会脱离自己的事实，因此，表面上看是"爱孩子"，实际上可能会"害了孩子"。

在我们的日常生活中，患有这种关怀强迫症的父母还真是不少：每到新生入学，就常看到一些家长为孩子铺床、交费，好像孩子自己什么都做不了。还有的家长，事无巨细都要孩子向自己汇报。本来孩子正想出去玩呢，家长的电话就打回来了，看你在不在家。无形之手无时无刻不在控制着孩子，搞得孩子非常痛苦。一些家长也知道这样不对，可就是克制不住，这就是关怀强迫症了。

　　不仅是父母,还有很多人也是通过这种关怀行为来确立人生价值、获得心理满足的。他们会强烈地要求他人接受自己的关怀,一旦被拒绝,他们就会感到很痛苦。我们可能都看到过这样的人:自己家里的事不管,专门去管别人家里的事、外头的事;自己家里乱七八糟,却非要去扫楼梯;对自己家里人苛刻、冷漠,甚至残酷,却专门帮助外人。而这么做的唯一目的就是为了确立人生价值、获得心理满足。

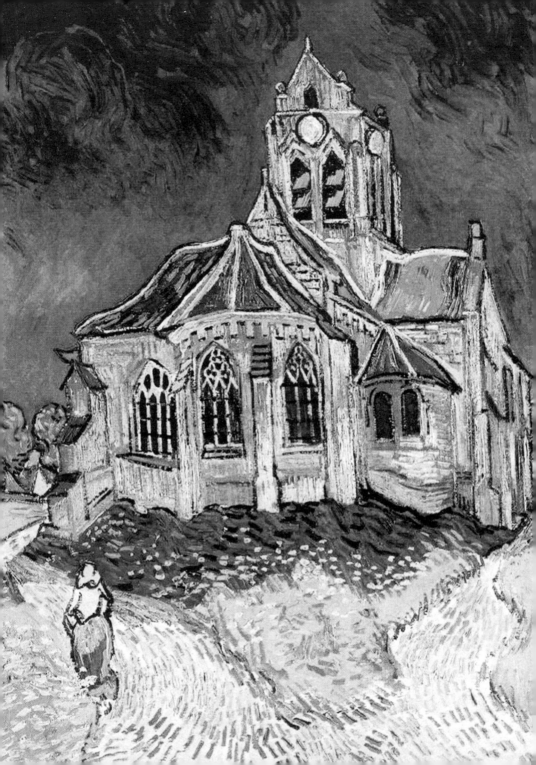

Part 2

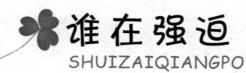

谁在强迫

SHUIZAIQIANGPO

一
哪些人易患强迫症

❶ 成功人士更爱得强迫症

据英国《独立报》报道,贝克汉姆在接受英国电视台采访时承认自己患有强迫症。为什么像贝克汉姆这样的成功人士更容易得强迫症呢?

追求完美的人容易成功

从人格的基础来看,具有强迫倾向的人,一般都存在过于追求完美和理想主义的倾向。他们做事认真、刻板,往往对自己要求过高,有强烈的完美感,特别讲究秩序。而做事认真是成功的必要条件之一。可以说,成功人士天生就有不断追求完美的欲望和激情。

追求完美和获得成功很容易形成一种互动。越追求完美,人就越容易成功;取得的成功越多,追求完美的欲望就越强。这样,在完美主义倾向的推动下,人就会拼命工作,成功也就会随之成了一种强迫的需要。久而久之,人就会在不知不觉中走进强迫症的窠臼。

社会压力过大会加重强迫症

社会对成功人士的要求往往很高。例如,在公共场合,他不能乱说话,不能乱喝水,工作也变成由外在动机而不是内在性情所主宰。

拿贝克汉姆来说,他作为国家队队员出场时,就不仅仅是代表自己,而是代表国家。观众往往也会从国家的高度来要求他,只许成功,不许失败。这时,他踢球就不再单纯是为了快乐,而是为了众人的期望和重托。

正是在这种压力下,他对自己的要求也会再次提高,促使自己从一个成功走向另一个成功。而一些原本很开心的事情,因为有了压力和包袱,也变得不再快乐。实际上,为了满足他人的期望而过分考虑功利目标,人离天性就会越来越远,变得越来越刻板。而这时候心理功能受到扭曲,就会以强迫症的方式表现出来。

❷ "白领"易患强迫症

最近,在"办公室一族,你是否有强迫症状"的网络调查中,针对"你认为自己是否有强迫症状"这个问题,27.27%的网友表示"有",而且经常强迫自己做一些不必要的事情;54.55%的网友表示,自己偶尔会强迫自己做一些不必要的事情;只有18.18%的网友称从不勉强自己。针对"强迫症状发生在哪些方面"这个问题,37.97%的网友回答,每当出门后,只要不完全确定自己已经把门锁上,就要强迫自己返回检查一遍;13.90%的网友表示爱强迫自己晚睡,就算已经困得不行了,也要强迫自己熬夜上网、看小说;有11.76%的网友回答,当领导安排给他工作任务后,他便想尽一切办法也要完成;还有网友则表示会强迫自己反复做清洁、走楼梯必须走右边,等等。

在都市白领中,强迫症真的如此严重吗？是的。有专家称:25%的白领有强迫行为:在去机场的路上,总觉得飞机票忘带了,反复检查自己的包;走到小区门口,总会怀疑家里门窗没锁好、煤气电源没关闭,于是忍不住回去反复检查……

为什么强迫症如此"青睐"白领一族呢?

《心理障碍诊断与统计手册》第四版即 DSM-Ⅳ 将强迫性格的特征归纳为九个方面的临床表现:(1)自己对他人的关怀、帮助和温暖的感情不能很好地表现。(2)过分的完美主义倾向,不根据具体的状况、场合和必要性,过于苛刻地要求他人。(3)强求他人和自己的想法、行为保持一致,而完全不顾他人的感受和想法。(4)工作中毒症,没有产生因工作而带来的愉悦感。(5)优柔寡断,拖延决定,逃避责任或者害怕挫折与失败,接受给予的任务时左思右想,不能在规定的时间内完成。(6)对于事物的细节、规则或日程过于拘泥,教条主义倾向严重,却忽略了事物的重点和要点之处。(7)极端刻板,固执,拘谨,在道德和伦理问题方面过分严肃,缺乏柔软性和通融性。(8)不愿意为他人花费任何时间或金钱,也不喜欢他人为自己花费时间或赠送物品。(9)对使用过的已经陈旧无用的或作废的物品,舍不得抛弃。

如果一个人符合其中五个项目,就可以诊断为"强迫性格",如果症状进一步恶化,就可能会导致"强迫性的人格障碍"。

都市白领由于所处的工作环境具有竞争激烈、压力大、淘汰率高等特点,在这种环境下,内心脆弱、急躁、自制能力差或具有偏执性人格或完美主义人格的人都很容易产生强迫心理,从而引发强迫症。其中,完美主义人格者表现得尤为突出,在竞争激烈的环境中,他们会制订一些不切合实际的目标,过度强迫自己和周围的人达到这个目标,但总会在现实与目标的差距中苦苦挣扎。而长期处于紧张压抑中容易产生焦虑、恐惧等情绪,为缓解焦虑、恐惧就可能会产生诸如反复洗涤、反复检查等强迫症行为。

❸ 高学历年轻女性易患强迫症

刚刚我们已经说过,当今这个时代,强迫症已经缠上了都市白领，而它对都市白领中的女性更为青睐。

国外的流行病学调查显示，强迫症或强迫倾向的发病率在两性间并无明显差异，而在儿童强迫症患者中，男孩患病率为女孩的 3 倍。但是，国内的流行病学调查显示，女性患强迫症的比例要高于男性。

在这些"易感人群"中，30 岁左右的高知女性更是强迫症的高发人群，她们所处的工作环境压力大，竞争激烈，所以很容易产生强迫心理。有心理专家这样说："对于 30 岁左右的都市女性来说，她们已经工作了一段时间，对工作有着一定的倦怠，又有强烈的升迁欲望，希望得到上司的赏识，不允许自己出错，凡事追求完美，这种状态形成恶性循环，就可能造成强迫倾向。"

除了社会竞争压力外，身处社会转型的夹缝中但缺乏发泄渠道，也是高知女性更易自我强迫的重要原因。社会对这些女性的要求是既要上得厅堂，又要下得厨房，既要有智慧，也要有美貌。当然这种压力在男性身上也有体现，但是男性可以通过喝酒、玩乐等方式进行发泄，而女性的发泄渠道相对来说要少一些。

此外,在消费文化的影响下,女性强迫倾向的形态也更多样化,其中最为常见的是强迫购物症,我们在下文中会详细论及。除此之外,还有"整容强迫症",一些女性整容成瘾,对自己的容貌一味追求完美,一再整容;"瘦身强迫症",在这个以瘦为美的时代,不少女性总是对自己的身材一再挑剔。

其实,有强迫倾向并非只有坏处,轻度的强迫倾向会强迫自己把事情做得更加完美。当然,这只限于轻度的强迫症状。从心理学角度看,任何负面状态都有其正面意义,都对人有一定的保护作用,比如恐惧症可以保护你免受伤害和极度心理刺激,而适度的强迫倾向则更容易使人获得成功。

不少女人易患强迫购物症。强迫购物症是一种功能紊乱的消费行为,它是一种反复出现的无法抑制的购物冲动。在美国精神病治疗协会的诊断手册(DSM-IV-TR)中,强迫购物症被归结为"冲动控制障碍"的一种。虽然对这一症状还没有一个公认的确切定义,但大家都认为,强迫购物症存在三个核心的特征:(1)无法抵抗的购买冲动;(2)个人对购物行为失去控制;(3)即使购物已经对个人生活、社会生活和职业生活造成很多负面影响,但仍持续不断地过度购物。

在日常生活中,强迫购物症患者一方面拼命地想购物,另一方面又因为毫无章法的购物行为而感到失望,从而产生更为强烈的购物冲动。他们在购物的开支上往往超出自己的经济能力和预算,给自己和家庭带来很大的负面影响。他们大多数都承受着情绪障碍的折磨,渴望减少无法控制的购物行为。

据估计,在西方经济发达的国家里,大约有1%到10%的成年人患有强迫购物症。在美国,成年人中约有2%~8%的人患有强迫购物症,年轻人中,强迫购物症患者的比例大约为12.2%。在英国,大约有50多万人陷入强迫购物之中,约占人口的2%。在德国,强迫购物症的发病率一直保持着上升的趋势。由于消费主义的盛行、人们消费观念的改变,尤其是提前消费观念的兴起,加上市场营销的策略以及信用卡的泛滥,越来越多的人陷入了过度购物的漩涡中。而过度购物不仅给个体带来了巨大的心理压力,同时也给个人生活带来了严重的负面影响。

其实,强迫购物症的影响因素有很多,其中最主要的影响因素是性别。大约有 30 多项关于强迫购物症的研究结果一致表明,女性不同比例地受到强迫购物症的影响。这些研究表明,在强迫购物症患者中,女性比例从 74% 到 93% 不等,绝大多数报告女性比例占 90%。在强迫购物量表得分上,女性得分显著高于男性。

因此,关于导致强迫购物症的原因,有研究者提出,强迫购物症可能是雌性激素惹的祸。

英国赫特福德大学的一项最新研究发现,大多女性都会在月经来潮前 10 天左右开始冲动消费。此项研究对 443 名 18—50 岁女性的购物习惯进行了调查。近 65% 处于月经周期最后阶段的女性承认自己曾经过度消费。超过一半的女性表示曾经消费超过 35 美元,但有些人的花销曾超过 350 美元。

在月经周期最后阶段,女性体内会产生雌激素和大量黄体酮。此项研究的领导者卡伦·派因说:"在这个阶段,女性会无节制地消费，这种购物行为可能是对紧张情绪做出的反应。女性在这个阶段可能感到压抑和消沉，而且很可能借购物来改善情绪。"研究结果还表明，在月经来潮之前感到的压力越大，女性过度消费的情况就越严重。

据研究结果显示，导致这种情况的原因可能是女性体内激素在月经周期产生的变化。派因表示："在月经周期，女性体内的激素含量可能骤增，而这可能会使与情绪和自控能力有关的大脑区域受到影响。因此，她们过度消费的行为就不足为奇了。"

当然，这只是一家之言。至于导致强迫购物症的真正原因，迄今仍不是很清楚。精神病学以及临床学倾向于将它看做是一些普通精神障碍的特殊表现。这些精神障碍主要有：冲动控制、强迫症、成瘾行为、情绪抑郁。强迫购物症很可能与这几种精神障碍同时发病。

由于女性对逛街、购物和社会交往有更为积极的态度，这一点可能与女性对购物过程持"休闲心态"有关。而男性对购物则持消极的态度，他们对购物抱着一种"工作心态"，想用最少的时间和精力完成任务。因此，女性的强迫购物倾向更强也就不足为奇了。

④ 孩子也会患上强迫症

除了成功人士、白领、高学历年轻女性以外，孩子也会患上强迫症。

早在 1903 年，珍妮特就报道了儿童强迫症——一个 5 岁的儿童"刻苦地反复思考显而易见的事情"，并提出强迫症儿童患者大多是成长于"父母过于尽善尽美"的环境。贝尔曼也于 1942 年报道了几例儿童强迫症，并指出其与成人强迫症有相似之处。不过，在儿童期，强迫症儿童所表现出的强迫行为要多于强迫观念，年龄越小，这种倾向越明显。患儿智力大多正常。即使是一个正常的儿童，在他发育的早期，也可能表现出轻度的强迫性行为，如有的孩子走路时，喜欢用手不停地摸路边的电线杆；有的孩子走路时，喜欢一直用脚踢小石子；有的孩子爱反复地数窗栏或凉台栏杆的数目，等等。但是，这类行为不伴有任何情绪障碍，而且会随着年龄的增长而消失。

儿童强迫症的症状表现也是多种多样的，如有的强迫症儿童会表现出强迫计数，反复数图书上的人物或者数自己走了多少步等；有的表现为强迫洗手、强迫检查，强迫自己反复检查作业是否做对了等；有些强迫症儿童在睡觉时，会反复检查衣服鞋袜是否放得整整齐齐；还有的强迫症儿童表现出仪式性行为，如要求自己上楼梯必须一步跨两级，走路必须走两步停一下。这类强迫症儿童，如不让他重复这些动作，他们会感到焦虑不安，甚至发脾气。如果让他们反复进行这些动作，他们并不像成年的强迫症患者那样有明显的内心矛盾和焦虑不安。

一般来说，强迫症儿童并不为自己的强迫行为而感到苦恼，他们只是刻板地重复这些行为而已。关于儿童强迫症发病的原因，研究者一般认为，儿童的先天素质、性格基础，父母不良性格的影响、教育方法不当等，均与强迫症的发生有关。而且强迫症儿童的父母一般对孩子过于苛刻，如要求他们过分地讲究卫生，要求他们在生活中过分守规矩等，这些可能都是诱发强迫症的原因。另外，孩子遭受的严重疾病、外伤、突然的严重精神创伤或长期处于过度的精神紧张状态而心理负担过重等,也有可能成为诱发因素,导致强迫症的出现。

对于儿童强迫症的治疗,有几点是需要注意的:第一,家长要帮助强迫症儿童正确地评价自己,强调孩子本身并不等同于强迫症,让他们看到自己的力量,树立战胜疾病的信心。第二,父母要试着去理解孩子正在经受的是什么样的强迫思维和强迫行为,跟孩子一起给强迫症起个名字,如担忧先生、清洁先生、数数人等,在以后提到强迫症的时候就用这个名字来代替它,这样就可以强化一个概念:强迫症才是问题所在,而不是孩子。第三,家长可以引入奖励机制来鼓励孩子对抗强迫症,同时还要注意丰富孩子的业余生活,分散孩子对强迫行为的注意力。

家长要鼓励强迫症儿童多参加集体活动,培养孩子多方面的兴趣爱好,如唱歌、跳舞、打球等,以建立新的大脑兴奋灶去抑制强迫症状的兴奋灶,转移对强迫症状的注意力,这样可大大促进病情的恢复。

如果强迫症儿童的父母在性格方面存在偏异,如特别爱清洁,过分谨慎,优柔寡断等,要予以纠正,否则就会影响强迫症儿童的康复,并且不利于孩子以后的心理发展。这一点甚为重要。

最后,对于一些病情甚为严重的强迫症儿童,我们有必要对其进行心理治疗,但最好父母能够共同参与。

此外,我们还要注意"高压"下的孩子易患强迫症。据了解,在接受心理咨询与治疗的强迫症患者中,初三、高三的学生居多。这种现象让我们不禁陷入了沉思……

有一个高三女孩患上了强迫症,她每天都会长时间发呆,而且还常常自言自语,如果被人打断,就会破口大骂,她还特别害怕进教室,每次进教室前都要在原地跳五次。而她患上这种强迫症的原因正是升学的压力。

事实上,这种升学压力可能与儿童、青少年的家庭环境有很大的关系。许多不同的研究都表明,强迫症患者的父母在教养方式上存在着一些共性:强迫症患者的父母一般都具有严厉、过度卷入、缺乏温暖、对孩子期望过高、不鼓励孩子发展独立性等特点。很多家长对孩子的教育不当,过分苛求,例如写字要像印刷体,稍有不满,就要求擦掉或撕掉整张纸重新写;穿鞋要有固定的顺序,一定要先从哪只穿起,若先穿了另外一只则要脱掉重新穿。父母的这些做法最终导致儿童、青少年在人际交往中非常刻板,他们在生活中过分强调对于规则的服从——安全的规则、干净的规则、正确的规则;他们要求一切都井井有条,甚至书架上的书、抽屉内的物品、衣柜里的衣物都要摆放得整齐有序,为此,他们经常要花费大量的时间来整理,从而影响学习与休息。

因此,从家庭方面来说,如果你的孩子具有强迫型的人格,那么,家庭教育的氛围就应该要适当宽松些。虽然家长在当今竞争激烈的社会环境下也承受着巨大的心理压力,但是切记不要把这种压力传给孩子。具有强迫型人格的孩子本来就对自己有着过高的要求,如果父母提出更高的要求,那么他的压力就会越来越大,结果只会让他变得越来越强迫。因此,家长最好不要在孩子面前提哪个同事家的小孩考上了清华,哪个朋友家的小孩去了哈佛,等等。

而学校方面,对于这样的学生,可以采取特殊的教育方法,因为减压的教学方法比较适合这些具有强迫型人格的孩子。老师可以告诉这些学生,未必一定要把目标定在考

100分，考90多分也很优秀。同时在布置作业时也注意给这些孩子减少一些负担。

提到减负，我不禁想到一个问题：社会舆论都在说给孩子减负，但是真正减负的孩子又有几个呢？我们好像在让孩子学会更多的减压技巧，然后去承受更重的负担。作为孩子的家长、老师是不是该好好反省了……

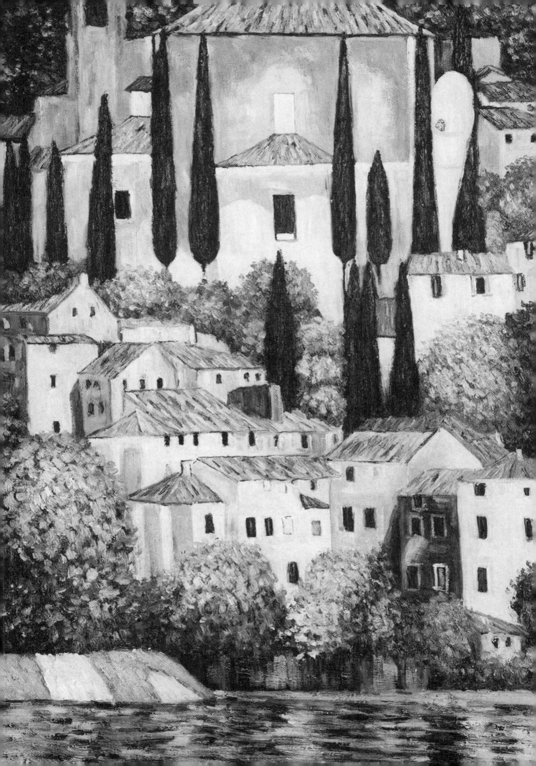

二
名人也强迫

❶ 霍华德·休斯的洁癖

　　在美国,霍华德·休斯这个名字就像华盛顿、亚伯拉罕·林肯一样无人不知、无人不晓,这不仅是因为他是美国少数几个享有世界声誉的亿万富翁之一,还因为他是一位出色的飞行家、飞机制造商,一位让好莱坞翻天覆地的电影制作人。他的一生可谓轰轰烈烈,充满了冒险与刺激,他拥有无尽的财富、机遇并因此而得以实现自己的梦想,但是他同时也是一位备受强迫症折磨的患者。电影《飞行者》就形象地描述了备受强迫症困扰的霍华德·休斯。

1905 年 12 月 24 日,霍华德·休斯出生在美国休斯敦,他的父亲是一个石油投机商,他的母亲是一位生性敏感、没有安全感的人,她把细菌视为洪水猛兽,她曾写信给休斯夏令营的辅导员,还有休斯就读的私立学校,要求学校老师"别让他接近任何有传染病的人"。每次看到他,母亲一定会问他"身体有没有变化""有没有觉得哪里不舒服",对他健康福祉的关切几近偏执,所以休斯很小就知道细菌、虫子之类的东西会引发健康问题。

在休斯小的时候,美国正遭受霍乱、伤寒等瘟疫的肆虐,当时的社会涌动着一种强烈的不安全感。电影《飞行者》的开头,在一间很大的房子里,灯光昏暗,母亲一边用肥皂给小休斯洗澡,一边让他不断地重复"Q-u-a-r-a-n-t-i-n-e"(隔离)这个词,母亲还捧起小休斯的脸,告诉他:"你并不安全。"

强迫症状源于对安全感的需要。影片中多处表现出休斯只要感受到不安,就会出现强迫洗手的行为。如果是更大的压力,我们就会看到他会退回到家里,把自己隔离起来,出现一些更为古怪的强迫行为和思维。强迫症给休斯带来了很多不便。有一次,休斯在卫生间洗手,他反复不断地使劲洗手,由于用劲过大把手指弄破了,处理手指时又把血弄到了衣服上,又接着处理衣服上的血迹,待处理好衣服要出门时,发现手纸用完了而没有可以用来隔离门把手的纸……

比他年长的女朋友凯特让他感到安全和被理解,亲密关系能缓解由于不安全感而引起的焦虑和恐惧。但凯特受不了他的个性和滥交而离开了他,强烈的分离焦虑被唤起,他无法应对恐惧,便烧掉了所有的衣服。"烧衣服"通常有着这样的象征意义:一方面是用一种仪式,即给死人(凯特的离去)送葬的仪式,来缓解内心的痛苦和焦虑;另一方面是进行消毒、隔离,遵循母亲的教导,即"隔离"就会安全。

霍华德·休斯酷爱驾驶飞机,有一次,当他驾着单人操纵的私人飞机在马利布海岸上空盘旋时突发奇想:拍一部表现空战的片子不是会很受欢迎吗?因此就有了斥巨资倾力打造的《地狱天使》。为了拍这部电影,他仅飞机使用费就花了210万美元,租用了87架飞机,其中有法国的斯巴达战斗机、英国的SE5战斗机、骆驼号轰炸机、德国的佛克战斗机,还有飞行员 135 名,临时演员 2000 名;摄影师人数之多几乎占好莱坞摄影师总数的一半。美国整个电影界都为之震动。在拍摄过程中,他又突发狂想:要拍德国齐柏林号飞艇袭击伦敦,要将真的飞机在空中击落。他认为这样才能使观众感到刺激。他自己上了飞机,当飞机向地面俯冲时,突然翻了个跟头,接着就呼啸坠地。"休斯死了!"人群中发出一片惊呼。然而,也许是命运之神特别钟爱这个大胆的年轻人,就在飞机即将燃烧时,休斯居然艰难地从驾驶座里爬了出来,他的伤势并不太重,只是脸颊骨折,后来留下一块疤。

休斯知道自己有很疯狂的想法,有时很害怕失去理智,这种失控感让他在另一领域具有超凡的能力——控制飞机。他强迫性的冲动也正是他创造性的激活点,也正是在这点上,他成了一个非凡的人。

霍华德·休斯一生都没有接受正式的治疗,正如《飞行者》中休斯的扮演者莱昂纳多·迪卡普里奥在接受采访时所说:"我确定,要是霍华德接受了诊断治疗,他一定会有更伟大的成就!"加州大学洛杉矶分校的杰弗瑞·史瓦兹医生也说：“要是他身在这个时代，他就一定可以接受训练，克服病魔……他可以利用他身为飞行员的知识，用无比的专注来设计他混乱的大脑。”

❷ 贝克汉姆的烦恼

我们在前面提到的在绿茵场上潇洒矫健的足球名将贝克汉姆也是一位强迫症患者，他对家居的要求到了非常严苛的程度。据英国《独立报》报道，贝克汉姆在接受英国电视台（ITV）采访时承认自己患有强迫症：“我希望物品都排成一条线，或者必须都是成对的。我的可乐在冰箱里都摆成一排，而且如果数目是奇数，就必须把多余的那一个拿出来放在别的柜子里。”在外地旅行时，一住进酒店，他做的第一件事就是把所有散落的宣传画册、书籍收进抽屉。用他的话说就是“一切都必须完美无缺”。他的衬衣都是按照颜色由深至浅整齐地挂在衣橱里。连他的妻子维多利亚都叫他“怪人”。

克汉姆的强迫已经到了无孔不入的地步。贝克汉姆最爱去的英格兰萨姆菲尔超市的老板透露说：“小贝最钟爱一种方便面,每次都一定要买不多不少整 20 包。"《太阳报》的记者也打探到,维多利亚为自己丈夫对家里的三面镜子不满而烦恼:"他老是对我说,为什么不是四面镜子?"

维多利亚还说:"他做每件事都像对待比赛一样要求完美,在我看来,这些强迫症患者似的举动真是有些可笑。"为贝克汉姆拍摄纪录片的电影导演阿兰·迪奈曾深入到贝克汉姆的家里拍摄这位王牌偶像的生活细节,打开冰箱,他发现贝克汉姆实在是个理家的好手,一切做得太完美了。维多利亚说:"贝克汉姆对每一个细微的差错都不能忍受,如果冰箱里有 3 罐可乐,他会扔掉一罐,因为他不喜欢像'3'这样的奇数。"

阿兰·迪奈还透露贝克汉姆有严重的洁癖:如果贝克汉姆发现家里有什么角落不够干净,他就会立刻忙活开。他的家里全是白色的……这是一种特别强烈的癖好。贝克汉姆自己也知道这就像疯了一样,但他就是控制不住自己。

❸ 希特勒也患有强迫症

有报纸曾报道,美国康奈尔大学法律实验室曾在其官方网站上公布了一份心理研究报告,这份报告是第二次世界大战期间美国战略情报局(中央情报局前身)心理专家对希特勒的心理分析结果。这份报告写于 1943 年,作者是已故的亨利·穆雷博士,哈佛大学著名的性格分析专家。

穆雷博士详细勾画了希特勒早年的心理特点:他从小就是一个带有女性化特征的男孩,不喜欢体力劳动。青少年时期的希特勒是个苦恼的浪漫主义者,喜欢绘画,内容多为城堡和寺庙,表现出对建筑十分着迷。希特勒的父亲很有男子汉气概,但有虐待倾向,经常暴打希特勒。他对父亲的阳刚之气既崇拜又忌妒,内心还想模仿;而对母亲的软弱与屈服,则感到轻蔑与不屑。因此,他对父母的感情充满着矛盾,对父亲既恨又尊敬,对母亲既爱又看不起。刚当兵时,希特勒表现出较强的服从意识,他对自己这一点感到生气却又无能为力。穆雷博士认为,他日后导演的大屠杀在某种程度上正是出于对自己屈服弱点的憎恶,以及遭受父亲毒打而产生的一种变态的报复心理。

穆雷博士认为希特勒患有神经衰弱、歇斯底里、偏执狂、精神分裂、无限自我贬低和梅毒恐惧症等多种心理疾病,他甚至担心与女人接触会污染他的血液。

在 1943 年的研究报告中,穆雷博士预言如果德国战败,希特勒会选择自杀。"他有一种强烈的强迫性心理冲动,不惜牺牲自己和整个德国也要灭绝西方文化,甚至准备将整个欧洲拖入地狱。"穆雷博士甚至根据希特勒的性格分析报告预测了一些细节:希特勒可能会躲到地下掩体里,以一种戏剧化的方式开枪自杀。他的预言变成了现实。

④ 查理兹·塞隆最怕衣柜不洁

查理兹·塞隆(Charlize Theron),第 76 届奥斯卡最佳女演员,外形如同彗星美人一般,堪称标准的金发美人。"塞隆将无与伦比的美貌和智慧,以及散发的那种好想能和她坐下来喝几杯的独特气质完美地结合在一起,这就是所谓的性感美。"美国《时尚先生》杂志的这段评价,很好地诠释了塞隆的特质。

但这样一位金发美人也遭到了强迫症的侵扰,正像查理兹自己所说,她的强迫症表现在对衣柜的担心上。她反复整理自己的衣服和化妆品，总觉得家里的存衣间不够整洁："我常常躺在床上睡不着，不可自制地反复对自己说：我看到有件东西在存衣间里，那东西不该放那里，太乱了，我该再整理一遍。"

❺ 卡梅伦·迪亚兹最怕门把手

金发撩人、蓝色双眸深情迷魂，总是一副灿烂容颜，再加上她那迷人的身材，难怪1994年一经在《变相怪杰》中出现，就大获好评，使整个好莱坞为之一震。也许是缘于多年的模特生涯，她一颦一笑都透着风情万种，举手投足间又见风姿绰约，她就是被美国《名利场》杂志评为将会在未来主宰影坛沉浮的人物之一的卡梅伦·迪亚兹（Cameron M. Diaz）。

但我们很难想象，影片《霹雳娇娃》中那个身手矫健的卡梅伦·迪亚兹竟然不敢碰门把手。她说，她平时用胳膊肘开门的次数比用手多得多，因为她感觉门把手上堆满了细菌，用手去碰太可怕了。就这样，她还要每天洗很多次手呢。

在卡梅伦家里，门把手被她洗了又洗，刷了又刷，已经全都漆皮剥落，根本看不出原来的颜色了。不过卡梅伦表示，她正在积极地用自制力控制这些无意义的行为，现在她已经觉得不再像以前那么敏感，生活中也心平气和多了。

⑥ 杰西卡·阿尔巴不断检查门锁

出演影片《罪恶之城》的女星杰西卡·阿尔巴（Jessica Alba）也曾对媒体说：她的强迫症表现在对家里所有的门都不放心上。每天睡觉前，她都要在家里到处查看，所有的门锁都要检查好几次，不然就不能安心上床。杰西卡的强迫症还表现在她对所做事情的执着上，她对自己的要求是每件事情都要做到尽量的完美。

⑦ 亚历克·鲍德温瞧什么都不顺眼

亚历克·鲍德温（Alec Baldwin），1958年4月3日出生于美国纽约长岛。鲍德温身高 180 厘米，长着一头乌黑的头发，温文尔雅，英俊潇洒，是鲍德温演员家族中知名度最高的一个。他曾在好莱坞爱情大片《珍珠港》中以精湛演技塑造了海军上校吉米·杜利特勒的形象。

鲍德温 2004 年就公开承认自己患有强迫症。他说："我总是觉得周围有很多事情让我不满意，哪怕是在家里坐下来看电视消遣，我也很难放松。一会儿觉得杯子不够干净，一会儿觉得书架上的书被谁动过了。分明是乘豪华轿车出门，我也要整整椅垫，动动车上的鲜花，总认为还有更舒服的角度，或是更好的插花摆法。"

除了上面提到的这些明星外，患有强迫症的名人还有很多，如生物学家达尔文，他也是一个强迫症患者。达尔文有一个怪癖，他总要将一本很厚的书撕成两半，认为这样才容易携带。男高音歌唱家帕瓦罗蒂，也有强迫的问题。每次演出，他总要在舞台上找到一颗生锈的钉子，如果找不到，演出将难以进行。

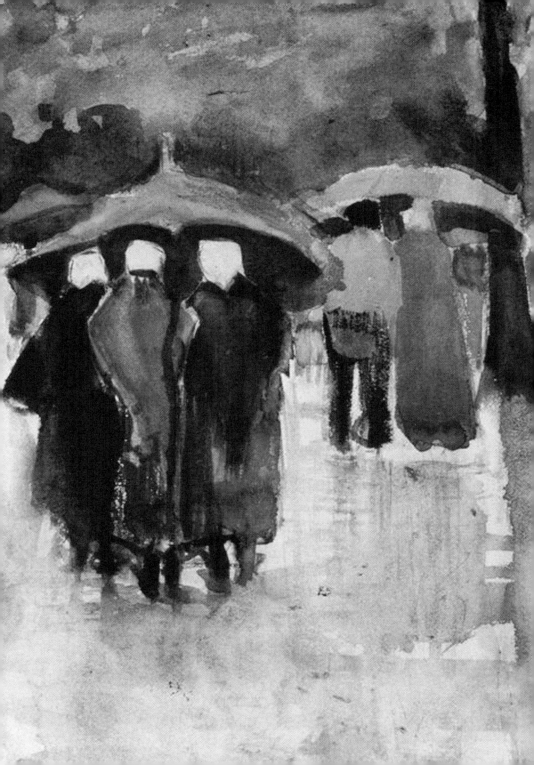

三
强迫症经典案例

1 "鼠人"

"鼠人"是弗洛伊德的一个经典的强迫症个案。

有关"鼠人"的母亲,我们所知道的信息不太多。

"鼠人"的父亲是一个很穷但各方面都比较优秀的犹太人。他父亲曾经是一名军人,一生都保持着坦率的军人风格,说话非常率直,对人很亲切,富有幽默感,而且对下属很宽容。不过,他偶尔会用最严厉的手段来惩罚自己的孩子们。"鼠人"认为,父亲是他"最好的朋友"。

1878 年，"鼠人"出生。

1881 年，"鼠人"大约三岁的时候，他因为捣蛋被父亲狠狠地揍了一顿。在父亲揍他的时候，"鼠人"处于极端的愤怒之中。由于当时他还太小，不知道说什么脏话，他就用他所能想起的所有常见之物的名字来表达他的愤怒："你这个电灯！你这个毛巾！你这个盘子!"父亲被"鼠人"所爆发的这种强烈的愤怒所震惊，停止了对他的殴打，他说："这个孩子将来要么会成为一个伟人，要么会成为一个罪犯。"

1881 或 1882 年，"鼠人"大约三岁或者四岁的时候，他的一个姐姐夭折了。

1882 或 1883 年，"鼠人"大约四岁或五岁的时候，他有了一个非常漂亮的女家庭教师皮特。有一天晚上，在获得皮特小姐允许后，"鼠人"钻进了她的裙子。那个时候，皮特小姐只穿着很少的衣服，躺在沙发上看书。"鼠人"触摸了使他"深感好奇的女性生殖器和女性的下身"。在那之后，"鼠人"就有了"一种极端强烈的并使他备受折磨的看女性身体的好奇心"。

1884 年，"鼠人"六岁的时候，他有了另外一个漂亮的年轻女家庭教师，她的名字叫丽娜。丽娜那时候有一个在晚上挤压臀部脓肿的习惯。"鼠人"总是急切地等待那一时刻的到来，并以此来满足他此前已有的好奇心。

1886 年，"鼠人"八岁的时候，他开始进入学校学习。

1890 年，"鼠人"大约十二岁的时候，他喜欢上了一个小女孩，但是这个小女孩对他没有多大的兴趣。"如果父亲去世了，他就可以获得遗产，从而变得富有，可以有足够的钱去娶他所喜欢的女孩"的念头首次出现。

1898 年，"鼠人"大约二十岁的时候，在他父亲去世前的六个月，希望父亲去世的想法再次在他的脑海中闪过。当时，他已经与喜欢的女孩恋爱了，但是，由于经济的原因他们不可能立即结婚。"如果父亲去世了，他就可以获得遗产，从而变得富有，可以有足够的钱去娶他所喜欢的女孩"的念头再次出现。

1899 年，"鼠人"二十一岁的时候，在他父亲去世的前一天晚上，"如果父亲去世了，他就可以获得遗产，从而变得富有，可以有足够的钱去娶他所喜欢的女孩"的念头第三次出现在他的脑海里。

第二天晚上，"鼠人"的父亲去世了。当时，"鼠人"不在他父亲的身边。从那时起，他一直为此而感到内疚。很长时间他都没有接受父亲已经去世的事实。在那段时间，当"鼠人"听到一个笑话，他就会自言自语地说"我必须把这个（笑话）告诉父亲"；当有人敲门，他就会想"父亲来了"；当走进一个房间，他会期望在里面碰到父亲。他一直期望遇到父亲的灵魂，这从来没有使他恐惧过；相反，他曾非常渴望遇到父亲的灵魂。

1904—1907 年，"鼠人"二十六岁至二十九岁的时候，从儿童时期开始一直困扰他的强迫症变得更加严重。

1907 年 8 月，"鼠人"二十九岁的时候，他作为预备役军官参加了一次大规模的军事演习。有一天演习中途休息时，"鼠人"和另外两名军官一起闲聊。其中有一名比较残暴的上尉一直强调肉体惩罚。他告诉"鼠人"他所发现的一种特别令人恐惧的惩罚——"酷刑的过程是将一个桶捆绑于受刑者赤裸的臀部，桶内有饥饿的老鼠，桶的底部有小洞，施刑者将灼烧炽热的铁条伸入桶内，惊慌的老鼠唯一逃跑之道，便是受刑者的肛门，最后受刑者皮开肉绽，而老鼠也将窒息,双方俱亡。"

就在那一时刻,有一个念头在"鼠人"脑海中闪过——这种残酷的惩罚(即"老鼠惩罚")将会用在他所爱慕的恋人和他父亲身上(虽然他父亲在九年前就已经去世)。

1907 年 10 月 1 日,"鼠人"与弗洛伊德进行了分析前的初步面谈。

❷ 洗不净的手

小月,女,24 岁,高中毕业,商店售货员。初次见她,她身体瘦弱,双眉紧蹙,焦虑不安,表情痛苦,双手瘦小,手上皮肤皲裂。

小月出生的时候早产了一个月,自小身体瘦弱,到了三岁走路还是摇摇晃晃、战战兢兢的。为了不让邻居的孩子们欺负她,母亲一直给予她非常多的关照和爱护,母亲还一直教导她要爱清洁,讲卫生,否则就会生病。她的整个童年不是陪在母亲身边,便是独自一人待在家中。她人虽瘦小,但比较能干。母亲去上班时,她能把家里收拾得干干净净、井井有条的。七岁那年,她上学了,学习成绩一直不错,作业做得一丝不苟,考试卷面总是整齐干净,因此常常受到老师的表扬,但同班同学似乎不怎么喜欢她,她常常一个人。

高中毕业后,她先是在家里待了一段时间,后来找到了工作,在一家商店当售货员。在商店里,她是出了名的爱清洁。她从来都不吃同事们给的水果、瓜子之类的零食,午餐用的碗筷她也绝不会借给他人。因此,她跟同事的关系也不是特别融洽。有一天,她接待了一位顾客。这位顾客长得瘦骨嶙峋的,好像病入膏肓了一样,一只青筋暴露的手抓着一团被揉得皱皱巴巴的纸币,递给她的时候双手还不停地颤抖,迫于职业道德,她接过纸币,打开铺平,然后找钱,交货。她几乎是屏住呼吸完成了这一切。待那位顾客一边咳嗽一边颤颤巍巍地走开时,她只觉得一阵恶心,腹内一团热物直往上涌,连忙跑到洗手间反复地搓洗双手。下班后,她仍觉得手不干净,又用肥皂不停地搓洗,而且洗起来就没完没了。后来,她还慢慢发展成了洗床单、洗沙发巾、洗鞋子,不过洗得最多的还是她那双手,不管碰到任何东西,她都要去洗手,而且一洗就停不下来。等到终于洗完了,她会小心地用两个手指头关上水龙头,但突然又会觉得这两个手指头又弄脏了,还得洗,总觉得手怎么洗也洗不干净……下班时,只要看到她占用了一个水龙头,同事们都宁愿在另一个水龙头前排长队而绝不会等在她后面。在这种时候,她会感到极其尴尬、极难为情,并因此而自责,多次下定决心放弃这种"恶习",但终不能如愿。她的病情时好时坏,严重时要戴着手套睡觉,以免双手被污染。

案例中小月的表现是典型的强迫洗涤的症状。对于这些症状,治疗者可以根据患者的实际情况采用满灌疗法来治疗。所谓满灌疗法,就是一下子呈现最强烈的恐怖、焦虑刺激或一下子呈现大量的恐怖、焦虑刺激,以迅速矫正病人对恐怖、焦虑刺激的错误认识,并消除由这种刺激所引发的习惯性恐怖、焦虑反应,有时候这种疗法也被称为冲击疗法。

❸ 放不下的心

来访者为女性,32 岁,供职于某单位总机室。自述出现反复检查行为已经有五六年之久，最近两年比较严重。

　　求治时，来访者的检查行为主要表现在两个方面：一个是在离家出门时的检查，另一个是在工作中的检查。每次离家出门之时，都要：(1)仔细地检查所有的电源、水龙头、煤气开关和窗户；(2)仔细检查自己所有的口袋和随身携带的包，以确定自己到底带了多少钱；(3)锁门后，反复检查门是否已经锁好；等等。每次出门前，都会专门留出 15~30 分钟的时间做上述检查，如果时间宽裕，检查时间会更长。出门后，还会边走边在头脑中确认各个检查项目。在工作中的检查，主要表现在平时上班时，反复检查值班电脑、叫醒机等。下班前通常提前 30 分钟做系统检查，检查抽屉、工作衣柜等，唯恐出错或者把什么东西忘在单位。对一切总是感到不放心，这些反反复复的检查行为已经对日常生活产生了干扰，让她非常烦恼。

　　来访者自述从小行事谨慎，做事认真，经常因此受到长辈的表扬。上初中时，有一次，父母都要出差。临走前父亲特意叮嘱她每晚要关好门窗和煤气，尤其要注意煤气，因为邻居前几年发生过煤气中毒事件造成一人死亡的悲剧，所以再三叮嘱她要特别注意关好煤气。父母走后，来访者因为害怕煤气中毒死亡，每晚都要检查煤气好几次。

　　来访者是首次寻求治疗，希望通过治疗能减少花在检查上的时间，并减轻由此带来的烦恼与痛苦。初次面谈中，来访者能和治疗师保持适当的目光接触，其情绪反应也正常。依据DSM-IV，诊断该来访者为强迫症，严重程度为中等。

　　在该案例中，来访者的"不放心"（焦虑）和一些中性的事物，比如水龙头、电源、煤气、窗户、门等事物多次匹配，从而建立了条件反射。而来访者的"不放心"每次都因其反复检查（强迫行为）而获得缓解。从行为机制上来说，这种反复检查的行为就获得了强化。为了让自己"放心"，来访者的检查行为也就越来越多，程序也越来越复杂，行为模式也越来越刻板化。可以说，来访者的"不放心"以及强迫检查行为都是一个习得的过程。

　　在治疗上，对于前者，即条件反射的焦虑，可通过暴露疗法来处理，即让来访者暴露在这些情境中，不采取回避或其他降低焦虑的主动行为，这样经过相当长的一段时间后，焦虑就会自然缓解,而中性事物与焦虑之间的联结也就会因此而被打断。而对于后者,则需要阻止强迫行为,即忍住不做任何的检查,让来访者自己的"不放心"自然缓解。

此次治疗主要采取了暴露与仪式行为阻止疗法,共进行了十一次面谈,每周一次,每次 50 分钟。第一次和第二次面谈,主要收集了来访者的相关信息,做出诊断,并对来访者进行与强迫症相关的心理学教育,结合来访者的检查行为向其介绍检查行为的维持和发展因素。在第三次到第六次面谈中,根据来访者的选择,围绕来访者在家中的检查行为,特别是出门时的检查行为进行治疗。治疗内容包括:给来访者布置阅读任务,结合读物,继续讨论强迫检查的心理学机制,帮助来访者理解"暴露与仪式行为阻止"的治疗原理和策略,对引起焦虑的非功能性的认知进行重建,在家里实施暴露疗法,并阻止检查行为。除此之外,在暴露治疗之前还要教来访者对自我困扰的程度进行评估,以观察自己焦虑不安的发生和发展状况。这是暴露治疗的重要部分,能够让来访者更好地监测自己的情绪变化,从而有更强的控制感。

第七次面谈到第十次面谈主要是处理来访者在工作中的检查行为。方法与前类似，在此不做赘述。到第十一次面谈，即治疗结束的时候，来访者虽然有一些检查行为还会出现反复，但整体上已经有了较大的改善。

❹ "自慰"女生

雨是一个20岁的在校女大学生，说话时扭动着小巧玲珑的身体，看上去像是一个还在念初中的小女孩。但是，这样一个腼腆、害羞的女孩却已经有了多年"强迫症"病史。她所诉说的主要症状是"我觉得自己的思想被什么东西卡住了，我过不去，可又退不回来，因此我不知该怎样去感觉"。还有一个症状是"夜晚我想入睡时，却感到有一样东西拼命地把我往上拉，令我无法入睡"。

这究竟是一种什么样的感觉呢？

雨自己做了详细的解释：五年前，她就发现自己的思想常常会情不自禁地集中在某一个念头上。例如，放学后她一离开教室，就会反复地回想是否有什么东西又遗落在课桌里。诸如此类的问题常常搞得她头昏脑涨。在亲戚的建议下,她去了医院的心理门诊接受治疗。可是等她回到家中,却发现自己又产生了新的问题:她按照医生的要求练习放松,改变思想方式后,却发现自己"被卡住了,再也回不来了"。她说医生的方式并不能解决她的问题,"还不如回到以前的感受中好受一些"。然而,她惊恐地发现自己已经失去了原来的感觉,再也回不去了,只能吊在半空中。

这个案例反映出来的第一个问题是"逃避成长",她想退回去的愿望就是这种心态的反映;第二个问题是严重的依赖心理:在过去的五年中,她到处求询,不厌其烦,从中可见她对"咨询"上了瘾,她喜欢通过这种"求询"关系,来获得关注,寻求同情。

当咨询师问到她的人际关系如何时,她说:"我基本上不与人往来,只跟一个女同学关系还不错。"当咨询师问她原因时,她说:"我害怕同学知道我的秘密。有时,我甚至觉得他们已经窥破了我的秘密……"说着,雨下了头。通过她的自述,我们才知道,原来她有自慰的习惯。几年来,她一直努力地想戒除这种习惯,但不仅未能戒除,反而愈演愈烈，从而产生了严重的挫折感和自卑感，使自己失去了心理成长的勇气，形成强迫症状，徘徊在某种观念中。

从某种意义上说，强迫症就是对某种无法消除、无法接受的事实的反抗。经过三次咨询，我们对雨的心理状态终于有了一些了解：她以"卡"住了的象征语言反映出她对前途无望的心理。想"退"回去的感觉则表示了她拒绝成长的心理状态。在绝望的心境中，她通过"手淫（即自慰）"产生性欲刺激，来缓解生活中的种种无奈。但是，对无法解除的手淫的"自我道德批判"，却又加深了她的挫折感与无奈感。正因为如此，她的强迫症才得以固化，并久治难愈。

按照弗洛伊德的精神分析理论，所有心理异常和精神疾病的形成不外乎有两大原因：其一是人格结构中"本我、自我、超我"之间彼此不和造成心理冲突，由于冲突不能缓解而被压抑在潜意识中，长期累积导致问题的出现；其二是因幼年时性心理发展不顺利所造成的痛苦经验。幼年的痛苦经验虽然在成年后不复记忆，但仍存留在潜意识中。当意识影响变小时，这些记忆就会改头换面以别的形式出现，如做梦。精神分析治疗的主要目的，就是经由对当事人的心理分析,将压抑在内心深处的冲突和痛苦释放出来,使当事人领悟自己行为不同于他人的原因。

经过启发,雨犹豫了一下,最终还是说出了她一直以来都不愿提及的往事:还是在雨上幼儿园的时候,有一天她去了与她家一墙之隔的邻居家。与她父亲差不多年纪的男主人四顾无人,便拉着雨的小手伸进了他的裤裆,后来他干脆褪下裤子露出了自己整个下半身……雨像一只掉进了陷阱的兔子,惊恐万状却又万般无奈。等她终于逃脱了猥亵者的魔爪,急匆匆地跑回家告诉妈妈所发生的一切时,却没料到妈妈只是轻描淡写地并不把这当回事,既没有给她必要的安慰,更不用提去为她"报仇"了。雨因此在心理上受了极大的伤害。在咨询的那天,谈及往事,雨忍不住落下了悲伤的眼泪。更让雨气愤的是,妈妈在此事发生后,仍然与这家邻居保持着睦邻关系,谈笑风生,一如往常。从此,雨的心理上便深深地烙上了不安全的印记,总是在自卑、害怕、自慰、羞耻中度日。她的强迫症状的发生,正是她找不到心理出路的表现。那些强烈的自慰行为的产生,也是她无意之中期望通过性欲刺激来转移沮丧心情的努力,并且隐隐约约地有着"报复"异性的潜在愿望。

❺ 数字也让人强迫

前段时间,有人前来咨询:"不知道从什么时候开始,我对数字4非常敏感,因为发音和'死'相近,所以每次看到4,我都要把正在做的事情重新做一遍,而且在夜里12点之前不能上床睡觉。我从来不乘坐4路公交车,坐地铁时,我也绝不会经过4号入口或出口。如果是在星期四,或者哪个月的4号,我一般都不做重要的事情。买东西时,我绝不会买4份,而如果买完东西,在回家的路上看到4,那我就不敢用买来的这些东西了……"

还有一位很关心朋友的人曾前来咨询:"我有个朋友,一直念叨着要给孩子买车跑出租。果然,没几个月,我再去他家时,一辆车就停在他家门口。这时,他正急着出门办事,我问他去干什么?他说去保险公司给儿子上保险。他还叹了口气说:'唉!倒霉,不提了,好不容易买了辆车,可这车牌照弄得我们一家子都别扭,竟是×××5214。这不是我儿要死吗？不提前上个保险,到时候就晚了!'我朋友还说,自从看到这车牌号码之后,他简直就跟着了魔似的,不但对车牌号特别敏感,而且其他号码中只要带有'2''4',他就会用谐音往不吉利的事上面联系。您说他这是不是一种病?"

是的,这是一种病!是由于对数字过分小心、过分较真而导致的强迫性心理疾病,是强迫症的一种,叫数字强迫症。

其实,患有数字强迫症的人并非罕见。有的司机看到前面车辆的号码是"××17914",行驶到该拐弯时就是不敢拐弯,而是必须往前走过一个路口再回过头来拐,因为"7"的谐音是"拐"。他们把前面的"1"读成"一",把后面的"1"读成"要",这样就成了"一拐就要死"的谐音。很显然,车号与语意是风马牛不相及的,但患有数字强迫症的人非要按谐音来理解。

强迫症患者就像兵临城下时防守的哨兵,保持着高度的警觉。由于害怕对方来侵袭,就一直处于防御的状态,在这种状态下,一阵微风吹过树叶的响声都会使他们心惊肉跳，以为是敌人来了。就像上面那位来访者所诉说的关于他朋友的案例中，父亲给儿子买车，自然是为了生计，而开出租车的头等大事是安全。由于这位做父亲的过分关注"安全"，这样"安全"二字就在他脑中形成了"兴奋灶"。"兴奋灶"在心理上的作用，就如同"暗示"效应一样，当它在脑中占据优势时，就会把周围许多无关事物都牵连进去以加强其效应。中国的一句成语"草木皆兵"就是最典型的例子了。显然，草和木不会成为敌人，而数字自然也不会带来灾难。

对于这种强迫症患者的治疗，心理医生一般会帮助他们缓解焦虑和不安的情绪，然后进行认知调整，分析其过分关注谐音的非现实性，改变他们的思维习惯。接着实施注意转移和行为疗法，在他的大脑中建立起新的有利兴奋灶，取代以前的不良兴奋灶，在行为上形成良性循环。比如，心理医生会有意让他们面临有关不祥谐音的环境，如见到"17914"，就偏要求他们拐弯，使他们体验到谐音表达的所谓灾难其实并不会发生，从而逐渐淡化他们对谐音的敏感性，回归到现实生活中来。

⑥ 关心惹的祸

男,16岁,高二,个头175cm,皮肤白皙,戴眼镜。第一次来咨询室时,眼神显慌张,明显地感到拘束不安,不敢与咨询师进行过多的眼神接触。

来访者自述:最初强迫关门,担心邻居听到他们家庭内部的谈话,知道他内心的想法;对数字敏感,如2、4,看钟表的时候,如果指针指到的是4,那么一定要过一会儿再看一次,要看到不是4时才会安心。现在强迫踢路上的石头,害怕会伤害到别人;晚上临睡前都要把鞋子放正;进家门要前走三步后退两步;习惯把紧张或焦虑的情绪体验与某件物品联系起来,下一次遇到这件物品的时候,由于害怕再次体验当时的情绪,通常采取回避或搁置不用的方式把该物品藏起来。但是,后来发现这样做没有用。每逢考试或紧张焦虑的时候,症状更为突出。

据了解,来访者是独生子,家庭成员有父亲、母亲和来访者自己。来访者的母亲是会计,现在已经退休,父亲做人事方面的工作，父母关系良好。母亲因两次意外，造成小手指被截，腿被撞跛，所以，从小便教育来访者要事事小心。一直以来，父母要求来访者有什么想法一定要告诉他们，这样父母才能了解他。

来访者上初一的时候，有一次考试后的一个晚上，做梦梦到了男女之事，来访者知道这种事不好，不能让人知道，但是父母又说过有什么事情一定要告诉他们，在经过一番思想斗争后，他还是告诉了父母。父母让他不要多想。初二的时候，有一次因不小心把热水瓶打翻烫伤了脚，想起妈妈说的话——要处处小心，觉得自己应该早听妈妈的话。从此，不论遇到什么事情，他都非常小心。来访者说整个初中阶段，他都完全按照妈妈说的去做，虽然有时候心里不愿意，但他总能为爸爸妈妈找借口说服自己。由于时常担心自己"不光彩"的事情被别人知道，所以他不愿意在公众场合出面，哪怕在自家院子里同其他伙伴一起玩耍也不愿意。他总担心别人在背后说自己坏话。

根据 DSM-IV，初步诊断为强迫症。

咨询过程中，来访者谈到了很多他和母亲之间的日常生活细节,比如,来访者在房间内锻炼身体,母亲会提醒他"小心哦,你胳膊那么长,小心碰到桌子伤着胳膊";来访者早上吃面包时,母亲会提醒他要先查看包装是否过期,"过期的面包不能吃";桌上放了一个碗,这个碗来访者两个小时前用过,又要用的时候,母亲不让他用,说在空气中放的时间长了,会有细菌;如此等等。而且,母亲每天会说很多同样的话。来访者也明白母亲很爱他,怕他像母亲那样受到意外伤害。虽然来访者认为自己的时代与母亲的时代已经不同了,母亲所说的话有些已经不能适应他所处的环境,但又无能为力去改变母亲的生活模式。

从来访者所谈的内容中,咨询师认为,他和母亲之间的关系是一个重要线索。也许来访者的症状并非来源于考试压力或其他因素,而是这个家庭功能不良的信号,尤其是母亲和儿子之间的子系统出现了问题。于是,咨询师采用了家庭治疗的方法。

咨询师邀请来访者的父亲母亲参与咨询过程。咨询师和母亲一起探讨了他们的生活细节:母亲非常爱孩子,只要来访者在家,母亲就会在方方面面关注孩子的一言一行、一事一物。母亲认为，母爱就应该是这么无微不至的关怀。来访者也知道母亲非常爱他，但同时来访者也觉得这是一种压力。两个人纠结在一起，母子子系统的界限太僵化。

在家庭治疗中，最难挑战的就是母爱。有人曾说过，当母亲所有的做法都被冠名为母爱时，母亲和孩子就会动弹不了。

对于父亲，母子俩的观点很一致，认为父亲是那种只知道工作，其他什么都不在乎，什么都不放在心上的人。在父亲的脑海里，什么事情都不是大事，即使天塌下来也没什么大不了的。

在了解相关信息的基础上，咨询师确定了治疗的目标：调整母子子系统。同时，给母子布置家庭作业：观察母亲对来访者的生活细节的关注，每件事都要记录下来，但相互之间不能让对方知道自己记了哪些事情，也不要讨论。下一次咨询时带过来。

系统式家庭治疗非常注重布置家庭作业。咨询师将干预效应延续至访谈后，留给家庭时间让其发生变化，观察的家庭作业使家庭成员以一个观察者的身份来看待家庭内部发生的事情,这就相当于引入了一个家庭角色,对其了解自己家庭的互动模式会很有帮助。

随着咨询的深入,在父亲也参与咨询后,咨询师重新布置了家庭作业:每次晚饭后,妈妈尽量不再过分干涉孩子的生活,抽出时间发展自己的兴趣爱好;孩子自己安排自己的生活和学习,当妈妈又关注孩子生活的细节时,孩子要对妈妈说:"妈妈,我知道你很爱我,谢谢妈妈的关心,我会注意到的。"一家人能利用晚饭时间和周末出去散步。爸爸和孩子一周抽出两次时间谈心。在下一次咨询时,向咨询师说明这一周的时间做了些什么事情。

经过五次面询,母子系统之间的联结有所松动,父子之间的交往模式也有所变动。来访者在家的时候感觉比以前好多了,症状也有所缓解。

⑦ "严"出来的强迫

来访者是 13 岁的男孩,初一下学期休学,因前一年九月的一次考试成绩比同班另一名同学(那名同学平时成绩比他略差,他一直讨厌该同学)差以后,渐渐开始怀疑那名同学把他的知识偷走了,觉得那个同学看他一眼或是从他身边走过都会给他带来细菌和"晦气",因此要用自来水把身上擦洗干净,并反复擦洗自己的书桌和物品。通常情况下,他都趁课间擦洗,开始时只需洗 5~10 分钟,后来渐渐发展为 15~30 分钟,因此,上课经常迟到且衣服透湿,故而被老师发现。

由于症状渐加重而无法上学,于是到当地精神卫生中心住院就诊,被诊断为患有强迫症。入院前,每天最多可洗涤 10 次左右。入院治疗后,洗涤次数减少,每次洗涤均因怀疑或看到自己讨厌的一个病友碰到他及他的床单等物品。他之所以讨厌该病友,是因为有一次在浴室洗澡时看到病友衣服上有一只虫子,病友洗澡后其衣服并没有洗,而是隔天又继续穿,因此他认为该病友很脏,身上带有很多细菌。

来访者自述:从小父母都对他要求十分严格,父亲平均每月要打骂他近 20 次,因此,他内心十分惧怕和讨厌父亲。他与母亲相处较多,关系亲密。父亲十分讲究卫生,每天都要打扫房间 3 次以上,洗用毛巾每天都要消毒。爷爷 3 年前因病在来访者的房间中过世,因此,他总觉得房间里有很多病菌,他怀疑家中的某些物品是爷爷用过的,只要碰到就会害怕不已,觉得会被细菌感染而得病,所以忍不住去洗涤。而且,洗涤时会按一定的顺序,被打乱后会重新再洗,最长洗涤时间约一小时,一般情况下,他不让父母发现。

从所收集到的信息可以看出,该来访者不仅有强迫观念,还有一些强迫行为。因此,咨询师决定采取不同的治疗策略来应对。强迫观念引发来访者的焦虑,因此,需要对他进行认知重构。由于来访者害怕细菌导致他生病(焦虑)和那个病友多次匹配,从而建立了条件反射。针对这种条件反射的焦虑,可通过暴露治疗来处理——让来访者暴露在他所害怕的情境中,不采取回避或其他降低焦虑的主动行为,经过一段时间后焦虑就会缓解,由此来打断他不喜欢的人与焦虑之间的直接联结。来访者的强迫洗涤行为可降低他的焦虑感,因而得到了强化。因此,在治疗上,要将上述暴露技术和反应阻止相结合,阻止其洗涤行为,以切断焦虑刺激造成的强化影响,从而使得强迫洗涤行为发生的频率下降。另外,从来访者的成长经历看,来访者的强迫症与其家庭有十分密切的关系,因此,在治疗中必须将其父母纳入进来。

鉴于上述考虑,治疗过程从以下方面展开。

在第一、二次面谈中,咨询师收集了来访者的基本情况,并向来访者介绍强迫症的基本知识,用通俗的语言介绍其洗涤行为形成的机制,启发他认识到洗涤能够减轻焦虑,从而被强化,所以会做得越来越多。这一阶段主要注重与来访者建立治疗关系,给予来访者更多的理解和共感。

第三至第七次面谈主要围绕来访者在医院的洗涤行为进行,向来访者介绍暴露疗法和反应阻止法的基本要点,和来访者一起确定在医院里引起他不同焦虑事件的等级(即SUD,见下表),并按照由低到高的顺序进行排列。同时对来访者进行放松训练,布置作业要求来访者每天练习两次。针对来访者怀疑班上那名同学、爷爷的物品及那位病友会带给他细菌而导致他生病的强迫观念,做了一些认知重构的工作,并向他介绍了一些关于细菌与疾病的关系的基本知识,来访者触动很大。

焦虑的主观等级评定(SUD)

事　　件	主观等级(SUD)
让病友在自己床上坐	100
在病友的床上坐一分钟	90
与病友握手	80
用手摸一下病友身上穿的衣服	70
与病友擦肩而过,碰到一下病友的衣服	60
看到病友迎面走来,距他还有 1 米	50
看到病友迎面走来,距他还有 2 米	40
看到病友迎面走来,距他还有 3 米	30

　　在进行行为评定和来访者基本学会放松之后,接下来进行了为期两周的暴露治疗,并在这之后进行了两周的行为阻止治疗,每周 5 天,每次 2 小时。暴露治疗时,每个事件等级每次大约暴露 10 分钟。在暴露结束后,治疗师允许来访者立刻去洗涤一下。每次暴露之后,来访者报告 SUD 的水平,当 SUD 的分数值降到 30 分以下时,便进入下一等级的治疗。如此循环往复,直至来访者在面对最高等级的事件时,也能够基本上不感到焦虑为止。同时要求来访者每天做家庭作业,做两次暴露,同时记录自己每天洗涤的次

数。从第三周开始，转入反应阻止治疗，暴露的内容与第一阶段相同，但增加了对来访者的行为的反应阻止，即在一段时间内不允许来访者去洗涤。

这一阶段的治疗结束后，来访者的强迫洗涤行为基本消失，恢复正常洗涤行为，随后两个月的情况良好。

接下来，咨询师进行了六次家庭面谈。第一次主要了解来访者及家庭的基本情况，向父母介绍强迫症的相关知识，让他们在来访者强迫症状出现时予以理解，采取一些方法帮助来访者减轻焦虑，而不是对来访者的洗涤行为进行指责和惩罚。第二、第三次面谈让父母意识到家庭的生活方式和互动模式对来访者的强迫症所产生的影响。第四到六次家庭面谈主要着眼于亲子关系的改善，目的在于增强来访者在生活中的安全感，减少焦虑的发生。

就像案例中的母亲所说，从孩子两三岁起就对其卫生要求很严，穿的衣服绝对不能碰到地面，否则来访者就将遭到父亲的打骂。在这样一种环境中长大，来访者已经形成了对细菌的很多错误观念，变得对"脏"十分敏感。通过几次家庭治疗，父母都有很大触动，对孩子的强迫症状有了更多的了解,意识到了自己以前对孩子要求过严,始终把注意盯在孩子不完美的方面,缺少对孩子的肯定和欣赏。

在经过一段时间的治疗之后,来访者及其父母对强迫症有了更多的认识,来访者的强迫观念和强迫行为也有了很大的改善。

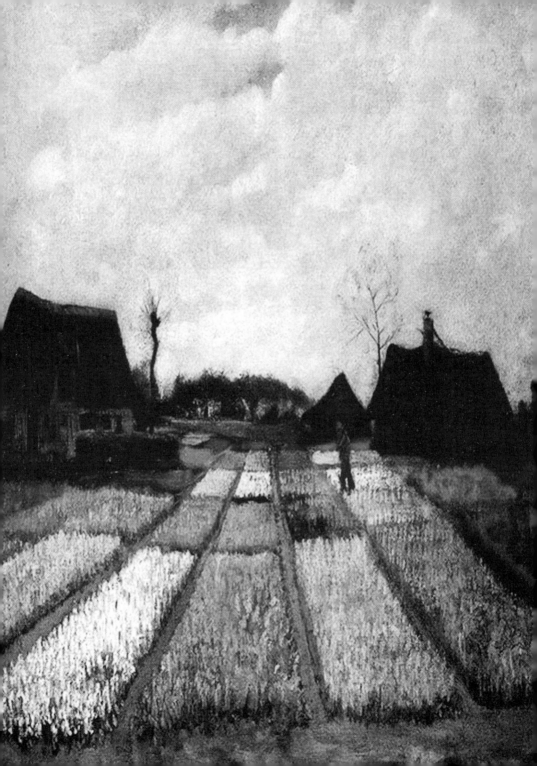

Part 3

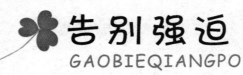

告别强迫
GAOBIEQIANGPO

一
强迫症治疗常见问题答疑

❶ 强迫症会自愈吗

　　根据国际上一些文献的报道,强迫症自动缓解或痊愈的可能性较小。11%~14%的病人会有完全缓解的间歇期,24%~33%的病人病情波动起伏,54%~61%的病人症状逐渐发展严重。

　　因此,强迫症患者不应讳疾忌医。存在心理问题或患有心理疾病的人通常有个顾虑,由于害怕被别人知道自己患有心理疾病,所以一般不愿去精神专科医院接受诊治;由于害怕染上"心理"二字,他们通常也不愿意去心理咨询与治疗机构。他们之所以有这样的顾虑,通常与过去人们对精神疾病所存在的偏见有关。因为精神疾病患者在发病时经常会表现出疯疯癫癫、胡言乱语、撕毁衣物、外出乱跑等,所以人们过去常把精神疾病患者称为"疯子"。很多用人单位一听到应聘者曾经患有精神疾病,不管对方有多么优秀都不会考虑接受。而在接触婚恋对象时,更不敢谈及自己曾经患有精神疾病一事。1907 年,精神分析学派创始人弗洛伊德就曾写道:"具有强迫性障碍的患者,他们努力不使自己的苦恼为他人所察觉。他们在众人看不见的地方,机械地反复那些奇妙的行为,然后能够很好地履行他们的社会义务,以掩盖、隐藏他们的症状。"

所以,一些强迫症或者其他精神疾病的患者,还有他们的家人常常会痛苦地徘徊在精神专科医院或者心理咨询与治疗机构门前,他们因为种种顾虑而不敢寻求医生的帮助。但是,要知道,精神疾病其实也是人们所患的一种疾病,就像有的人得了阑尾炎,有的人得了高血压,有的人得了胆结石,而你不过是得了强迫症而已!据世界卫生组织统计,全世界十大疾病中,抑郁症占据第二位,可见精神疾病的发病率并不低。至于在人生的未来生涯中,是否会患上精神疾病,谁也无法预计。曾任过美国总统的里根,他根本不可能预想到自己会患上老年痴呆症,还处于老年痴呆早期阶段的他,竟然向全世界宣布自己患上了此病,真不得不让人佩服他的勇气。

更何况,强迫症还不属于人们通常所说的精神病的范畴,它只不过是一种精神障碍。从在心理咨询与治疗机构接受治疗的强迫症患者的情况来看,患者本人能对强迫症有所了解,并且有强烈的求治愿望,经过合理的治疗,部分患者的症状在较短的时间内就可以得到缓解。即使病程拖长一些的,接受治疗与不接受治疗的结果也是完全不一样的。所以,早发现早治疗是对自己及家人负责任的明智选择。

强迫症患者最大的愿望无非是痊愈了。那么,什么是真正的痊愈呢? 如果你认为是症状的完全消失,那么我敢肯定,你将永远强迫,因为真正的痊愈并非如此。事实上,90%的正常人在日常生活中偶尔也会表现出强迫的症状,如果你硬要追求症状的完全消失,那便是你的强迫症又在作怪了。所以,真正的痊愈并不是去除症状,而是接受症状的正常性。让原本正常的东西恢复正常,你就不会对它加以排斥或关注,你的情绪也就平静了,这样你才会把自己的精力放在该做事情上,所谓的症状也才会在你做事的过程中隐而不见。

❷ 有没有必要对强迫症的原因刨根究底

很多强迫症患者会不断地寻找自己之所以患上强迫症的原因,而事实上,强迫症的病因至今还不是十分清楚,因此这样做对于该病的治疗是没有什么帮助的。就像我们正在走路,突然被前面的一块石头挡住了去路,这时我们不需要问:这块巨石为什么会在这里? 是什么时候开始在这里的? 是谁或者什么力量把它弄来的? 这块巨石什么结构? 是在哪一个地质年代形成的? 为什么在那个地质年代会形成这样的石头? ……这些问题即使我们想一百年,即使我们全想明白了,这块巨石仍然还在我们面前,仍然阻挡着我们前进的脚步。此时,我们只需要记住三句话:我遇到了一块巨石;我需要把它挪开或者绕过它;继续前进。注意第二句,我们需要的仅仅是"把它挪开或者绕过它",而不是把它"消除",不是让它在我们的视线里消失。这一点非常重要。当强迫袭来时,我们也只需记住三句话:我现在遭遇强迫了;那是强迫症的症状,不是我,不必和它纠缠;继续前进,做我该做的事情。

❸ 有哪些方法可以治疗强迫症

对于强迫症的治疗,方法有很多。但是不论采用何种方法,心理治疗都是最基本的。在不同理论的指导下,心理治疗又有许多不同的操作方法,常见的有:(1)行为疗法。对于有明显的仪式性强迫行为的患者,反应阻止和暴露疗法相结合的行为疗法的效果较好。(2)"顺其自然"的方法。强迫症患者的痛苦来在于难以控制的强迫观念或强迫行为。这些无法克服的强迫症状,使得患者更加焦虑、痛苦。因此,鼓励患者顺应自然、"带着症状生活",将有助于患者问题的改善。此外，还有精神分析疗法、认知行为疗法、四步骤自我疗法、团体疗法等。

心理治疗的疗程一般都较长，收效也比较缓慢，所以常常不易被患者接受或积极配合，而相对来讲，药物治疗则比较简单，容易见到效果，尤其对恶劣的情绪能够起到较快的改善和稳定作用。治疗强迫症常用的药物有丙咪嗪、氟西汀、氟伏沙明等。行为疗法与药物治疗相配合，治疗效果往往较好。

❹ 是工作还是休息

在现实生活中，强迫症患者经常会遇到这个实际的问题：是工作好，还是在家休息好呢？决定是出去工作还是留在家里休息，需要考虑两个前提：首先是疾病的严重程度。如果强迫性观念使得患者无法正常思考，或者强迫性行为使得患者难以完成日常的事务，如早上不能按时起来，起来后迟迟难以完成洗漱，以致上班经常迟到。甚至还有更为严重的，患者干脆在家无法动弹，只能终日卧床。像这样的患者,如果要让他们参加工作,就太勉为其难了。其次是所要参加的工作的性质。如果患者所要从事的工作相对独立,与其他人的环节联系不强,即使多洗几次手对工作也无大碍,那么在这样的工作环境中,带着强迫症状上班一般是可以的。但如果所从事的工作与其他人的接触较多,或者与其他人的工作环节联系性很强,如商店的收银员或者在银行工作,强迫症状必然会影响工作的速度,从而让顾客排着长队等候,这样就显得不合适。再如在流水作业的某个环节上工作,过分仔细就会影响流水作业的进步,同样也会影响工作。像这样性质的工作,一般不建议强迫症患者从事。

而作为心理治疗者,总体而言,我们一般都会主张强迫症患者尽可能地带病工作,这是因为:第一,强迫症是一种顽症,至今仍缺乏迅速有效的治疗方法,对它的治疗一般都需要一个比较持久的过程,所以如果说要等到病好了才去工作,就不知道要等到何年何月了。而且大多数患者通常都不愿意让他人知道自己患上了强迫症,但是在家休息时间长了,难免会为他人所知晓。所以,如果病情不是非常严重，工作性质也无碍大局，心理治疗者一般都会建议患者边治疗、边工作。第二，在心理治疗的方法中，转移患者的注意力是一种较为有效的方法。参加工作可以分散患者对强迫症状的注意力，建立新的兴奋灶以抑制强迫症状的兴奋灶。而且，新的工作环境也使得患者的强迫症状有所收敛。很多强迫症患者在参加工作后都有这样的体会：休息在家时整天胡思乱想，但是到了工作环境中想得就比较少了。因此说，参加工作对强迫症患者恢复是有利的。

而且，即使暂时休息在家，强迫症患者也不要整天沉浸在自己的强迫症状中，而要多培养自己的兴趣爱好，多参加休闲活动，充实自己的生活，这样也有利于症状的恢复。

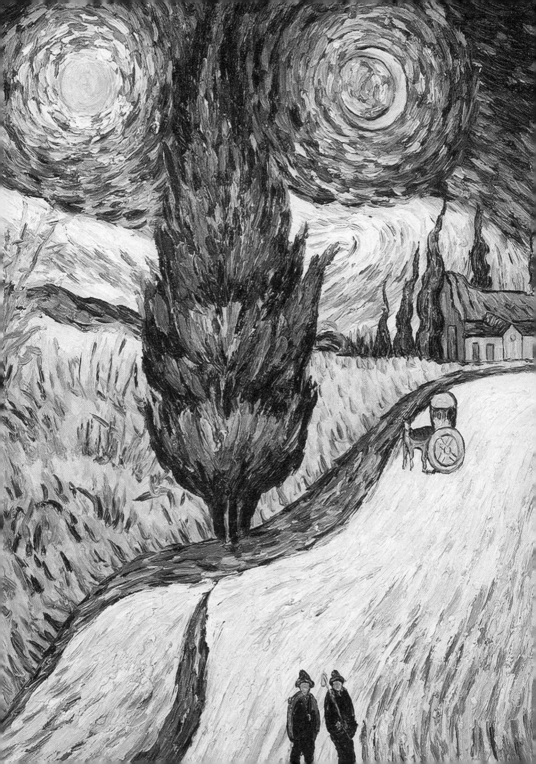

二
强迫症患者的生活指南

　　心理学大师罗杰斯曾经说过:"生活才是最根本的治疗。"那么,什么才是我们的生活呢? 我们的生活应该是好好学习,努力工作,陪父母、爱人聊天,陪孩子看电视,和朋友一起吃饭,和家人一起旅游,是一个人静静地发呆,是几个人茶余饭后的闲谈。这些才是我们的生活! 记得在一个网络论坛里看到一位强迫症网友这样写道:"黑暗,只是光明的不在;强迫,只是生活的不在。"因此,强迫症患者应该要好好地生活。

1 合理饮食

人的身体是由许多不同的物质构成,其中包括营养物、神经递质等,而人体大脑的正常运行,必须这些物质同时起作用才行。因此,要想大脑达到最佳的运行状态,就必须有一种健康、平衡的饮食习惯。

而饮食上的一些变化可以帮助控制某些特定的症状。首先,强迫症患者要避免饮酒。这不但可以帮助患者减轻焦虑,而且对于抑制抑郁症状也有积极的效果,因为酒精是一种中枢神经抑制剂。其次,强迫症患者不要吃含有咖啡因的食物或饮料,如咖啡、苏打水、巧克力等。这是因为很多强迫症患者都会觉得焦虑和过度兴奋,而且许多治疗此病的药物都有导致过度兴奋和焦虑的副作用。再次,强迫症患者应避免那些精炼的碳水化合物,这将有助于患者平衡情绪,对抗两种治疗强迫症药物的副作用:体重增加和嗜糖症。

对于那些服用药物来治疗强迫症的患者来说,药物和酒精的混合常常会使强迫症患者做出有攻击性的举动,因此,对于酒精的摄入尤其要小心。

❷ 规律作息

《黄帝内经》开篇就说:"食饮有节,起居有常,恬淡虚无,精神内守。"这里的"起居有常"是说我们要有规律的作息时间。

人的生理活动有其自身的固有规律,为的是适应宇宙季节的变化规律,而人的生活作息也应当顺应这种节律,以保护和维持机体的生命力。而现代社会的生活节奏和多元的生活方式使得我们很难有规律的作息,而这种作息的"无常"会干扰人体固有的节律,削弱生命的能力,导致生理功能紊乱,抵抗能力下降。

当然,规律的作息时间并非常年不变,要根据季节适时调整,春夏应晚睡早起,秋季应早睡早起,冬季应早睡晚起。强迫症患者应根据自己的实际情况安排好作息时间,尽量保证有规律的作息。

❸ 充实生活

　　首先,要将空余的时间填充起来。前段时间,看到一个网友的QQ签名:人=吃饭+睡觉+工作,猪=吃饭+睡觉,所以,人=猪+工作。看到这个签名,我不禁哑然失笑,这真的是对现代人生活的一种讽刺啊!而强迫症患者的大多数空余时间是被强迫思维和强迫行为给占据了。为了将强迫症状赶出你的生活,最好的办法是用有意义的事情将这个空当填充起来。这种有意义的事情可以是你的兴趣爱好,如音乐、舞蹈、琴、棋、书、画等,也可以是一些志愿者活动,还可以是一些有酬劳的工作。积极健康的娱乐活动不仅可以帮助我们松弛身心,还可以陶冶情操,增进身心健康。其次,进行足够的体育锻炼。进行有规律的体育锻炼,不仅可以通过消耗卡路里而减轻体重,增加新陈代谢,还可以降低肌肉紧张程度,增强注意力和记忆力,减轻抑郁、焦虑、压力等。体育锻炼还尤其有助于改善情绪,心情不好时,运动一下可以有效地宣泄负面的情绪。参加球类等多人一起参加的运动,还可以改善患者的人际关系。

❹ 减轻压力

压力无处不在。强迫症症状的起伏与患者所面临的压力密切相关,压力过大时,症状就会加重。类似搬家、生病、出生或死亡等出现变化或转折的时刻,都是让患者备感压力的时刻。在感受到压力时,患者不要一味地担心和焦虑,而要客观冷静地分析问题,找出压力源。压力源也就是产生压力的根源,它可能是工作方面的,也可能是家庭方面的,有时候甚至亲戚前来串门也可能使患者感受到极大的压力。大体而言,压力源可以分为两类:一类是我们可以改变的,而另一类是我们无法改变的。对于自身可以改变的,患者要行动起来,加以改变;而对于自身不能改变的,患者要学会接受。当然,更重要的是,患者要有智慧能够区分这二者。缓解压力的方法有很多,听音乐、和朋友聊天、发展自己的娱乐爱好等,都是很好的减压方法。另外,充足的睡眠和休息也是非常重要的。

⑤ 获得支持

首先要获得家人和朋友的支持。强迫症患者与家人朝夕相处,获得他们的支持与理解是至关重要的,遇到事情,多和家人、朋友商量,就算他们不能给出什么好建议,或者商量不出什么解决方法,倾诉本身也是一种很好的宣泄渠道。其次,要获得专业人士的帮助。国际上一些文献的报道,强迫症自动缓解或痊愈的可能性较小,因此,要及早寻求专业人士的帮助,不要因为一些无谓的顾忌而讳疾忌医。

⑥ 家有强迫怎么办

强迫症是一个家庭事件。在强迫症的治疗与康复的过程中,家人有着非常重要的作用。家庭的压力以及家庭方面的异常,虽然不是导致强迫症的直接原因,但却对强迫症患者及其症状的严重程度有着非常大的影响。家人的理解与支持,是强迫症患者努力战胜病魔的力量源泉。

支持，从每一位家庭成员开始

　　强迫症患者是孤独的、痛苦的。虽然从外表上看不出他们有任何的异常，但是他们内心的孤独与痛苦却是常人所无法理解的。他们将大量的时间和精力用在了强迫上，而强迫是一个永不知足的家伙，于是，他们的生活陷入了一种不能自拔的怪圈，虽然痛恨这种生活，但他们却无力摆脱。作为与强迫症患者朝夕相处的家人，应该要了解什么是强迫症，以及如何帮助患有强迫症的家人，给他提供无条件的支持。要知道强迫症患者本人的强迫与反强迫冲突是非常强烈的，他所经受的那种欲罢不能的痛苦是常人无法理解的，有很多患有强迫症的朋友都会觉得孤独，会有孤军作战的感觉，因此，家人的理解与支持尤为重要。不过，支持并不是支持他们去实施强迫行为，而是从情感上、心理上给予其战胜强迫症的支持。

　　停止指责的游戏

　　不过，我们必须承认，和强迫症患者一起生活是一种痛苦的煎熬，尤其是强迫洗涤的患者，和他生活在一起的家人，行动会受到很大的限制。刚开始时，由于不了解强迫症,家人往往对患者表现出来的强迫症状无法理解,认为他们是在钻牛角尖。于是,就告诫他们根本没必要那么想或那么做。后来,他们发现多次告诫之后,患者依然故我,于是,他们就变得非常愤怒,开始指责患者。但他们不知道的是,强迫症是一种病因复杂的疾病,之所以称其为强迫症,就是因为这种病带有强迫的性质,是患者本人无法控制的。而且,强迫症状的起伏与心情也有着密切的关系,心情好的时候,症状表现就会轻一些。家人的责备无疑会使强迫症患者情绪低落,症状也会因此而更加严重。

强迫症患者在接受治疗的过程中,也经常会遭遇家人的责备。在家人看来,接受了治疗,就应该听从医生的建议,按照医生的要求,逐渐停止强迫行为。但我们都知道,强迫症的好转并非易事,接受治疗之后,病情出现反复甚至加重,都是有可能出现的事情。要知道经济压力、学业压力、家庭矛盾、人际关系紧张以及一些突发事件等都会对强迫症产生非常大的直接影响。因此,在这个时候,家人给予患者的不应是责备,而应是理解与支持。不过,理解并不等于是纵容。

理解，但不是纵容

我们要求强迫症患者的家人要给予患者理解与支持，但这并不是说要求家人纵容患者的强迫思维和强迫行为。我们经常看到，一些强迫症患者的家人不停地给患者洗衣服，只因为患者认为刚穿了一会儿的衣服都是"被污染了的"；每一次，当根本不可能感染疾病的患者重复地询问自己会不会感染病毒生病时，家人重复地回应他们："不会，你不会感染病毒生病的"；甚至还有一些强迫症患者的家人回家进门前，在车库把衣服换掉，为的是避免引起患者的焦虑，因为在患者看来，室外的污染源会污染到家里。类似的情况还有很多很多。殊不知当你在"通融"强迫症的时候，你却是在加强它。作为家人，请务必停止参与患者的强迫行为！

在家庭中应对强迫症的指南

第一，必须学习分辨一些代表患者有问题的讯息。当某个家庭成员表现出强迫症状和迹象时，要尽最大努力了解这种疾病，通过了解关于此病的一些信息，可以缓解很多焦虑。

第二,鼓励患者按规定服药。确定他是否定期去门诊拿药、药物有无副作用、服药的效果如何等。对于接受心理治疗的患者,也要鼓励其坚持进行治疗。

第三,给予支持和鼓励。要重视患者"小小的进步",帮助患者去接受一个真实的"内在尺度"来评量自己进步的程度。即使只是表现出小小的进步,也要予以表扬和鼓励,这样就能逐步增强患者的自尊与信心,来克服强迫症状。

第四,减轻压力。压力会加重强迫症状,而生活环境的改变以及生活中的一些不确定因素都会增加强迫症患者的压力,因此要尽可能使家庭生活正常稳定。

第五,建立一个强而有力的家庭支持系统。增加对强迫症的了解,避免批评患者,试着去接纳患者,但是接纳和理解并不代表纵容强迫行为。家人应限制患者的强迫行为,尽量不要被卷入患者的仪式行为(包括不断地求保证)。

第六,帮助患者转移注意力。有些强迫症患者老是反复地问一些毫无意义的问题,要求家人一遍又一遍地给予回答,很多家人为了避免引起患者的焦虑,只能重复回答着那些令人厌烦的无聊问题。其实,这个时候最好的方法就是转移患者注意力。很多强迫症患者的家人都遇到过这样的情况:当患者正在无休无止地问一些毫无意义的问题时,如果突然有陌生人来访,或者家里突然出了件紧急事情,患者的强迫现象就会立即"刹车"。这就是转移注意力的结果。转移注意力是纠正强迫现象的重要方法,对于各种强迫现象,只要转移注意力的方法得当,都可以取得效果。

第七,保持正常的居家生活作息。强迫症可能会占据一个人全部的生活,然后又开始支配家庭生活。因此,尽量不要让强迫症影响家庭功能,不要让强迫症"统治"了你的家。家人应该拥有一些自己(与患者分开)的时间,这样才可以拥有自己正常的日常生活面。

第八,善用幽默。用幽默的语言来陈述患者强迫症状中的不合理之处,帮助强化患者合理的能力,从而远离强迫症状。

第九,合理利用媒体信息。媒体,虽然能给人以娱乐,让人增长见识，但也可能是强迫症患者恐惧和担忧滋生的温床。电视上一些与危险和伤害有关的新闻，尤其是关于某儿童患上某种传染病的新闻，都可能会引发新的强迫症状，或者加重原有的强迫思维和强迫行为。

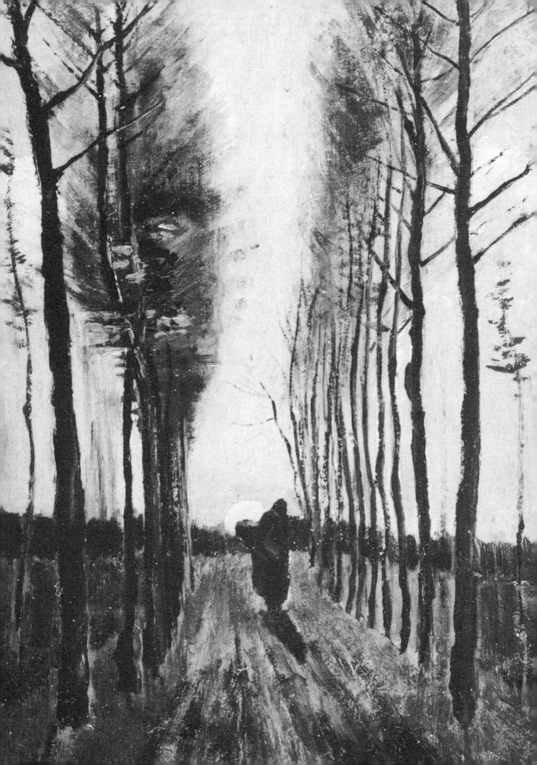

三
强迫症的治疗方法

❶ 强迫症药物治疗

　　治疗强迫症最有效的药物属于抗抑郁药群。最常用的药物有氟伏沙明、百忧解、舍曲林(左洛复)、帕罗西汀、氯米帕明(安那芬尼)、丙咪嗪、氟西汀、多塞平等。国内报道,氯米帕明、丙咪嗪、多塞平对强迫症治疗有一定的疗效,其中以氯米帕明效果最好。新一代抗抑郁剂氟西汀和氟伏苯胺,也可用来治疗强迫症,据国外应用显示其疗效优于氯米帕明。有时为了达到最佳的治疗效果,还需服用更多的药物或采用联合用药。此外,当强迫症患者严重焦虑时,也可服用一些抗焦虑的药物。国内外抗焦虑的药物主要有地西泮(安定)、氯氮卓(利眠宁)、阿普唑仑(佳静安定)等。

用药物来缓解强迫症状,不同的人通常剂量不一。有些人,就算是很小的剂量,也会出现很敏感的反应。在这种情况下,就应该从最小的剂量开始,也就是说,将药片掰成一半一半来服用,然后再逐渐地增加剂量。药物治疗一般需要约12个星期才开始见效,而且在最初的几个星期里,可能会出现一些副作用。

所有的药物都有副作用,治疗强迫症的药物也不例外。其常见的副作用有:(1)睡眠问题。治疗强迫症的药物可能会使患者出现睡眠问题,若有这种情况发生,应向医生咨询,看是否可以更改服药的时间。(2)坐立不安。有些患者服用治疗强迫症的药物后,可能会变得心神不宁、极度兴奋,甚至还有一些患者的强迫症状会加剧。(3)体重变化。服用治疗强迫症的药物后,患者的胃口可能会发生变化,体重也会随之出现波动。此外,口干、恶心、胃灼热、便秘、腹泻、头晕、性功能障碍等,也都是服用强迫症药物常见的副作用。对于大多数人来说,这些副作用都是可以忍受的;而如果这些副作用在你身上表现得非常严重,致使你的身体出现不适,或者表现出一些不寻常的症状,那么,一定要咨询医生,医生会告诉你这些症状是否危险、是否需要调整药物剂量,或者是否需要改变服药的时间。在没有咨询医生的情况下,千万不要做出任何的变动,如果擅自停药,尤其是突然停掉氯米帕明(安那芬尼),会导致晕眩、呕吐、发烧、头疼、睡眠问题等。

通常情况下,药物的副作用在服药的一段时间后,会逐渐减轻或者消失,许多坚持服用并取得进展的患者都反馈说,药物所带来的益处远比它们的副作用要多得多。因此,不要因为这些副作用而让自己放弃了药物治疗。

另外,在服用治疗强迫症的药物时,对于酒精的摄入,尤其要小心,因为药物和酒精的混合常常会使强迫症患者做出有攻击性的举动。如果你有饮酒的习惯,请一定要告诉给你开药的医生。

❷ 强迫症心理治疗

认知行为疗法

行为认知疗法是一种认知导向的行为治疗法，它的使用范围广泛，具有折衷的色彩，主要有三种方法：埃利斯的理性行为疗法、贝克的认知疗法和梅钦鲍姆的认知行为矫正法。临床研究发现，强迫症主要以认知与行为障碍为临床表现，行为认知疗法注意到认知因素与行为因素之间的互动关系，增强了对患者内在心理过程的干预，可以促进患者用客观态度对待自己的心态形成，解除患者内心紧张因素，对患者的不良行为起到矫正作用，还能改善患者的社会功能，有效减少治疗后复发。强迫症认知行为疗法主要是通过具体分析患者内心对自己及周围事物的看法，指出其中与一般现实存在差距的观念，通过在实践中检验来改变极端信念，纠正错误认知，使患者发现问题并积极解决问题，建立合乎常理的正确认知，改变患者不良的认知行为模式，产生健康的心态和适应性行为。认知行为疗法主张矫正行为与矫正认知相结合,从患者的认知角度出发,认知理论与行为理论相互结合,配合患者的临床治疗,对提高治疗效果、促进患者的康复起到积极的作用。

案例一:吃错药的患者

小晴是大学一年级学生,总是对自己做过的事情想来想去,痛恨自己及周围的一切,不满意自己的过去、现在和将来,想不去回忆但总控制不住,自知产生了心理障碍,曾主动到某医院精神内科及外科检查,均未见异常。医生建议她多多参加体育锻炼,少想多做,但她说很难做到。自己也不愿多想,但就是控制不住。据了解,小晴从初中开始就出现上述情况,不过那时还没有这么严重,自己还能够控制。"现在越来越不行了,怎么也学不进去,经常失眠,甚至想到过自杀。"小晴认为,她之所以会像现在这样,都是她的父亲造成的。她说父亲要求很严格,脾气又不好,经常大发雷霆,家庭"战争"不断。初中时,她就经常发呆,幻想将来的工作、生活、家庭、婚姻等。她觉得自己生长在这样一个家庭很不幸,很怕将来找一个像父亲那样的人做丈夫。

小晴身上强迫症状的发生、发展,既有其家庭环境及教育的影响,亦有其对新环境及人际关系适应不良的问题,更有其不合理认知、思维方式、观念的偏差。她之所以表现出难以控制的强迫观念,与其诸多不合理的思维方式和观念有关。因此,治疗重点在于改变她的不合理思维方式和观念,再辅以行为疗法。

治疗第一阶段的重点是:(1)了解病史及相关信息,包括她的成长经历及家庭成员间的关系及教养方式等。(2)建立良好的治疗关系,给她积极的关注、尊重,设身处地地给予理解和真诚的帮助,鼓励她倾诉,给她以信心,让他感到自己的病"有救"。(3)采用肌肉放松训练,减轻小晴紧张、焦虑的情绪。通常情况下,像小晴这样的来访者会经常处于紧张焦虑情绪之中,很少或从未体验过全身放松的感觉。因此,治疗初期就要教给来访者全身放松方法,每天坚持做一至两次。

治疗第二阶段的重点是帮助来访者认识其想法和情绪、行为之间的相互关系:(1)与不合理信念辩论。理性情绪疗法的创始人艾利斯认为,纠正人们错误的观念、不合理的信念或不精确的认识过程,可改变其适应不良的情绪和行为。在治疗过程中,先给来访者介绍艾利斯的观点,并教会其使用"自我辩论"的方法,然后找出那些不合理信念,如"我应该比别人强"、"我必须成为核心人物"、"我要做得比别人都好",等等。通过自我辩论,形成合理的信念,如"不可能在每一件事上都做得好"、"父亲虽然脾气不好,但没有恶意"、"家庭虽然不够温馨,但不像想的那么糟糕"。每次面询都留有作家庭作业,要求来访者反复练习,不断强化合理信念。

治疗进行到第九次的时候,小晴说:"造成目前状况的原因是由于自己本身对周围要求苛刻,却把自己的不良性格全部归于环境或他人的错误。"她还对自己有了进一步的认识,"不再觉得自己是什么超凡脱俗的女子","最近的情绪好多了,家里的气氛也好多了,尤其是父亲有了不少改变"。治疗师与其共同分析这种改变的原因:既有周围环境的变化,也有她自己的认识、内心信念的改变,但主要还是因为她的思维方式在向合理的方向转化。

一个人能否健康成长与家庭环境密不可分,父母的言行对孩子会造成潜移默化的影响。因此,在治疗过程中,治疗师也采用了家庭治疗的方法。一方面更多地了解小晴的成长经历和家庭环境，另一方面求得家庭成员的支持。从交谈中了解到，小晴的父母对孩子的症状不能理解，只是觉得"她就是想得太多了，不想就什么事都没了"。针对这种情况，治疗师向其介绍了基本的心理健康知识，纠正其不正确的认识和看法，求得家庭的配合治疗。这也是小晴症状好转的不可忽视的促进因素之一。

十六次治疗之后，小晴的问题基本得到解决，强迫观念明显减轻，情绪稳定，不再整天愁眉不展、抑郁寡欢，并能较有效地学习、生活。

暴露及反应干预治疗

加州大学洛杉矶分校的刘易斯·巴克斯滕教授的研究证明，认知行为疗法会给大脑活动带来积极的变化。认知行为疗法为强迫症患者提供了对抗强迫思维与强迫行为的工具，它可以帮助患者修成行为。本章主要介绍暴露及反应干预（Exposure and Response Prevention，ERP）技巧。

在 20 世纪 70 到 80 年代，随着一种新的行为治疗技术——暴露及反应干预技巧的发展，强迫症治疗呈现出了革命性的转机。

暴露及反应干预是治疗强迫症的主要行为技巧。暴露的目的在于通过一个叫做"习惯化"的过程,来减轻与某些强迫思维相关的焦虑和不适感。"习惯化"是一个自然过程,在这个过程中,通过重复地、长时间地接触刺激物,从而使得我们的神经系统变得习惯该物体。比如,在冬天,我们突然跳进水池中,会感到一阵突如其来的刺骨寒冷,我们会恨不得马上爬上岸来。但如果我们忍住不离开水池,几秒钟之后,那种寒冷的感觉就会逐渐消失,甚至你会感觉身体开始变得暖和了。为什么会这样呢?水温本身并没有发生任何变化,而是我们的感觉神经系统使得那种寒冷的感觉变得麻木了,我们的身体逐渐习惯了冰冷的水。同样,重复地、长时间地接触任何外在的或心理上的刺激物之后,由于习惯化,那些可能会引起焦虑和恐惧的情境,自然就不会引起焦虑和恐惧,或者至少恐惧和焦虑的反应会减轻。

"暴露"最好分阶段进行,患者可以与治疗师一起建立一个等级列表。按 0 到 100 的级别,患者给每一个强迫观念和行为设定分值,表明其主观感受到的受困扰程度,其中，100 对应着焦虑的峰值。强迫观念和强迫行为按等级排列，引发最少焦虑与恐惧的项目在最下方，最多的排在最上面。例如，一个强迫检查的患者，其可能会建构出如下的等级排列：

100　煤气灶

95　灯开关

90　厨房电器插头

85　水龙头

80　取暖器

70　锁

60　门

50　电视机

暴露从分值最低的项目开始，逐渐过渡到分值最高的项目，直到每一个项目都不再引发强烈的焦虑和恐惧反应，而习惯化在这个过程中也就自然而然地发生了。

除了暴露以外，分析师还要对患者的反应作出干预。反应干预的目的在于降低患者进行仪式化行为的频率。开始，分析师可以指导患者推迟进行仪式化行为的时间，直至最后,患者可以彻底抵制自己的强迫行为。

暴露及反应干预技巧通常被认为是打破强迫症桎梏最强有力的方法。

暴露与仪式行为阻止治疗

早期行为学派的治疗师非常注重实验室的研究。理查德·所罗门(Richard Solomon)最早利用经典条件反射和操作性条件反射原理在实验室模拟出了动物的强迫症行为模型。随后,所罗门等人使用各种技术来消退狗的 OCD 症状,其中最为有效的就是现在广为采用的行为技术——暴露与仪式行为阻止法(Exposure and ritual prevention,以下简称 EX/RP)。

到了 20 世纪 60 年代末,研究者将相类似的治疗范式应用于人类。梅耶(Meyer,1966)第一次报告了通过对引发强迫思维的线索进行长时间暴露和仪式行为严格阻止法的治疗方法。他要求病人每天花费两个小时有意去遭遇自己害怕的情境或刺激,比如有反复清洗症状的患者要有意识地去接触原来认为会污染到自己的物体。这样就促使了强迫恐惧或仪式行为。但是在暴露之后不允许患者进行任何的回避和仪式行为。该方法对强迫症患者非常有效，15 个病人中有 10 位报告了较大幅度的症状降低，剩下的 5 人也有部分改进。追踪研究也报告了较低的复发率，15 人中只有 2 人复发（Meyer，1966）。

现代的 EX/RP 与梅耶的程序基本相似。治疗起作用的机制也是一样的：反复长时间地暴露于恐惧的情境/想法中，病人原先害怕的结果并没有出现，他们的焦虑会自然降低，这就会提供给病人新的信息，打破原有错误的联结，并最终促进病人对先前恐惧的刺激形成习惯化，并形成新的行为习惯。

在现代的 EX/RP 中，由治疗师主持引入患者恐惧的刺激或者情境，并且是一种系统的、重复的、渐进式的暴露。这种暴露既可以是现场暴露，也可以是想象暴露。一般在会谈中治疗师会与患者一起制定主观的焦虑等级，从较低焦虑程度的情境中开始暴露。由易到难循序渐进，在患者对较低等级的情境完全不再有恐惧的时候，就进入下一个较高的等级。除了治疗师主导的暴露练习之外，在两次会谈之间治疗师也会把暴露练习作为家庭作业布置给患者。

仪式行为阻止是治疗中非常关键的要素。这是因为仪式行为会降低焦虑,并打断暴露或抹杀病人已经习得的信息——恐惧的情境并不是真的危险;即使没有仪式行为焦虑也会自发降低。成功的 EX/RP 要求病人暴露在恐惧情境中直至焦虑降低,而不允许通过回避、仪式行为或其他任何中性策略来降低焦虑。这也是一种习惯化的过程。

EX/RP 可以有多种方式,其中最为成功的一种是:每周两次,每次 90～120 分钟治疗师主导暴露的治疗(Abramowitz,2006)。在暴露开始前,治疗师要花费 4～6 个小时收集患者的信息,并与患者一起讨论制订详细的治疗计划。正式的暴露会谈应该由治疗师监督并根据实际情况决定采取想象暴露或者现场暴露,在两次会谈之间也要布置相应的自我主导的暴露家庭作业。如果 EX/RP 治疗中只是布置暴露的家庭作业而没有治疗师的主导,那么疗效就会大打折扣(Abramowitz,Taylor & McKay,2005)。

团体治疗

个体 EX/RP 治疗已经被公认为是较为有效的治疗强迫症的方法,很多研究者都对其进行了广泛且深入的研究。

但是，这种方法对患者和治疗师而言都有许多的困难。个体治疗花费时间多，而且费用很大。而最为实际的困难在于：由于缺乏训练有素的治疗师，很难满足日益增多的强迫症患者的需要。在这种情况下，一些研究者对团体 EX/RP 或团体认知行为疗法进行了考察。

团体治疗起源于欧美。美国的内科医生普瑞特（Pratt）是公认的团体心理治疗之父。1905 年，他为了帮助医院中久病不愈的肺病患者，组织了第一个治疗小组，讲解并讨论肺病有关常识与疗养的方法，成为世界上最早的团体心理治疗。随后，许多精神病学家和心理学家们才开始进行各种团体辅导和治疗的实验（Marsh, 1909；Uzell, 1919）。20 世纪 30 年代初，维也纳精神科医生莫雷诺（Moreno）首创"团体治疗"和"团体心理治疗"这两个术语。在同一时期，斯拉夫森（Slavson）将团体治疗运用于诊断和治疗有行为问题的青少年。二战后心理疾病发病率空前上升，但心理学专业人员相对缺乏，使得团体辅导与治疗受到了重视，并得到迅速而广泛的发展（Vmogradov & Yalom, 1994）。

关于团体治疗的概念，Corsini（1957）曾作出明确定义：

团体治疗是在一个较正式组成的且受保护的团体中进行的,其团体进行的方式是特别设计的,并且是在控制下的,目的是协助个人人格及行为上的改变。接受团体治疗的都是某些方面不正常、病态或者情绪有严重障碍者,其进行方式是较有深度的分析、重建、支持。

由此可见,心理治疗团体是一个特殊类型的团体,它的目标是改善成员的心理状态并矫正其适应不良的行为。团体有两个特点:其一,容量不能太大,一般不超过 20 人,否则很难操纵。其二,大家虽属于一个团体,但并没有一个共同的目标。每个人的目标可能都是具体不同的。

20 世纪 60 年代,团体治疗的形式只是出现在研究机构里,而且只作为一种辅助疗法治疗患者的心理问题。直到 70 年代,对团体心理治疗规定了更严格的研究标准,团体治疗才成了一种独立的治疗方法。

团体 EX/RP 治疗的程序通常包括 10~12 次团体会谈,每次会谈两个小时,青少年团体每次 90 分钟。每个团体包括 5~19 个被试和 1~2 个治疗师,患者的监护人或家属往往也会被邀请参加其中一些特定的会谈,比如心理教育环节等。大多数的治疗内容包括心理治疗、现场暴露和暴露家庭作业等。有一些会谈还包括认知干预技巧,例如鼓励成员讨论并搜集彼此战胜强迫症的例子,并互相支持EX/RP 练习等。

下面,我们再来看一下团体认知行为疗法。

认知行为疗法是在批判行为疗法的过程中逐渐接纳认知理论而形成的,它经历了三个主要的阶段:行为疗法、认知疗法和认知行为疗法。

团体认知行为疗法是指在团体情境下将认知疗法与行为疗法相结合,帮助团体成员产生认知、情感、态度、行为方面的改变。团体认知行为疗法不仅强调对适应不良性行为的矫正,而且更重视改变患者的认知方式和认知—情感—行为三者之间的和谐。

团体治疗之所以受到人们的关注,是因为它具有个体治疗所不具有的优势。相对个体治疗而言,团体治疗的形式省时、经济,每次能治疗大量的病人,减少了等待时间,是一种非常有吸引力的治疗方法。而团体认知行为疗法更有其特有优势之所在:

首先,治疗师能够通过团体成员的实际例子来解释想法、情绪之间的关系,这样更容易被成员理解和接受;而且,团体成员很容易就能辨认出他人的歪曲信念,从而促进他对于自己的认知模式的认识和评价。

其次,认知行为疗法使用指导性发现的方法挑战病人的不合理观念,在个体治疗中这种做法会有困难,但在团体中这种方法的效果不会受到明显影响,团体成员存在的问题肯定有重叠部分,虽然有时候集中讨论的是某个成员的问题,但其他人也会从中受益。

第三,团体治疗的目标清晰、明确,具有可观测性和可把握性,且辅导的目标不只限于在团体结束时成员对特定情境的应对行为与想法有所改变,同时也重视在团体外与团体结束后的情境都能持续保持这些效果。

第四,团体认知行为疗法采用的是一种短期治疗的方式,以问题为导向、关注现在、限定治疗目标,这些都使得我们在短期的团体辅导中可以获得预期的疗效。

顺其自然,为所当为

森田疗法是治疗强迫症比较有效的方法,而"顺其自然,为所当为"则是森田疗法的精髓所在。

　　"自然",即自然规律。"顺其自然"指的就是顺应自然的规律。这些规律,如白昼交替、日出日落等,是不能人为控制的,我们只能遵循、顺应这些规律,才不会遭到自然的惩罚。而我们人本身也存在一定的内在自然规律,比如情绪,它就有一套从发生到消退的自然规律。你遵循它、顺应它,它很快就会走完自己的规律而告结束,反之则不然。比如,你马上要参加一场重要的考试,这时你感到焦虑、紧张,其实这是正常的心理反应,如果你不去管它,它很快就会在考试的过程中不知不觉地自然消失。而倘若你认为自己不应该出现紧张或焦虑的情绪,与它对抗,那么就违背了情绪的"自然规律",结果只会导致更加焦虑、紧张,甚至让你在整场考试中都处于强烈的焦虑不安中。

　　至于如何"顺其自然",其实也很简单。举一个形象的例子,比如我们的手臂或脚上有个地方被擦伤了,留下了一块伤疤,那么你说应该怎样做才会让这块伤疤在我们的身体上消失呢? 正确的做法其实很简单,就是接受它,根本不用去管它,因为等到这块疤痕下的皮肤完全愈合后,它自然就会慢慢淡去。而倘若我们把这块疤痕比做强迫症，那么，现实生活中的强迫症患者们又是如何对待这块伤疤的呢？他们是不断去抠这块伤疤，恨不得瞬间就把这块伤疤永远地去掉，但结果只能是导致伤疤越来越大。因此，面对强迫症状，我们应该做的是接纳它，然后它可能就会顺其自然地逐渐消失。

当然，强迫症患者面对症状的时候，光顺其自然是不够的，还得"为所当为"。那么，什么是"为所当为"呢？简单讲就是做你该做的事情，比如吃饭、睡觉、聊天、学习、娱乐、工作、逛街、扫地、洗衣服、修理东西等。实际上，强迫症患者与健康个体的最大区别就在于，强迫症患者忘记了"为所当为"，把应该用来吃饭、睡觉、聊天、学习、娱乐、工作、逛街，扫地、洗衣服、修理东西等的时间都贡献给了强迫症。而健康人呢？他们之所以没有得强迫症，是因为他们是一直在"为所当为"，他们没有将注意力全部放在某一个念头、某一种情绪或某一种行为上，而是关注在现实生活中应该去做的事情，该吃饭就吃饭，该睡觉就睡觉，该聊天就聊天，总之，该干什么就干什么。

因此,强迫症患者要消除强迫的症状,不言而喻,从现在开始,你就得"为所当为"。久而久之,你的那些强迫症状就会在你的"为所当为"中自然而然地消失了。

四步骤自我疗法

美国加州大学洛杉矶分校医学院知名的精神病学教授杰弗里·施瓦兹(Jeffrey M. Schwartz)经过20多年的研究,写出了《脑锁》一书。在书中,他提出强迫症的症状其实是一种"脑锁",为解开这把"脑锁",他创建了四步骤自我疗法,该疗法与前面介绍的深具东方色彩的森田疗法有着异曲同工之妙。前者强调"顺其自然,为所当为",后者则建议"在重新确认、归因之后,换挡到具有建设性意义的行为上去"。

四步骤自我疗法,也称"4R"法,即:

步骤1:重新确认(Relabel) 重新确认回答了这个问题:"这些困扰人的侵入性念头到底是什么?"务必要牢记的要点是:你必须对这些非你所愿的想法、冲动和行为进行重新确认,按照其本来面目来称呼它们:它们就是强迫观念与行为。你要有意识地做出努力,使自己坚定地扎根于现实之中。要努力避免落入强迫症的陷阱,你总感觉到不得不去再次检查、点数或清洗,而实际上毫无必要。

你的这些念头与冲动实际上是强迫症的症状——这是一种医学意义上的疾病。

步骤 1 的目标在于,学习在你自己的心中将侵入性的思维和冲动重新确认为强迫观念和强迫行为,并果断地去做。开始用它们的本来面目来称呼它们;使用强迫观念和强迫行为的标签来标注它们。例如,训练你自己说,"我不认为或者觉得我的手脏。我有一个总是感到手脏的强迫观念",或者"我不觉得我有洗手的需要。我有一个要强迫洗手的强迫冲动"。(这个技术同样适用于其他强迫观念和强迫冲动,包括检查门或电器及不必要的计数。)你必须学习识破这些侵入性的强迫观念和强迫冲动的真相——原来它们是强迫症。

步骤 2:重新归因(Reattribute)　重新归因回答了这些问题:"为什么这些恼人的想法、冲动和行为不会消失呢?""为什么它们一直来烦我?""它们出现的原因到底是什么呢?"

回答是，它们如此骚扰不休是因为它们是强迫症的症状。患者的症状与脑部生化失衡所引发的大脑运转失灵有关，这一点在科学上已经被证实。目前已有更强有力的证据表明，在强迫症发作的时候，你大脑里的类似汽车换挡器的那部分没办法正常工作。

所以说，你的大脑"卡在齿轮里了"。结果呢，你很难转换自己的行为。实施重新归因这一步骤的目的在于，使得你意识到，粘住了的想法和冲动是源于你停滞不前的大脑。

步骤2的目标在于，学会将这种强烈的念头或冲动重新归因到它们的真实诱因，意识到那种感受和不适感是由大脑的生化不平衡引发的，它是强迫症———一种医学疾病，承认这一点是迈向深入理解这些症状其实是一种假象的第一步。你学会了不再被其表象所蒙蔽。

通常情况下，患者可以一起使用重新确认和重新归因这两个步骤来帮助自己更深刻地理解，在备受强迫思维和冲动折磨的时候到底发生了什么：你重新确认它，用其本来面目来称呼它——强迫观念或强迫冲动；用专注觉察将对强迫症肤浅理解带向深入得多的层次——这些念头和冲动不过是一种病症的附带结果而已。

步骤3：重新聚焦（Refocus） 重新聚焦告诉你克服实施强迫行为的冲动要做些什么。它指导你把注意力重新聚焦到一些有益的、建设性的活动上，比如园艺或游戏，来"绕过"那些纠缠、烦人的强迫念头。重新聚焦步骤的关键在于去做另外的事情。当你这么做时，你是在修复大脑中坏损的换挡器。你的大脑开始更加顺畅地转换到其他的行为上。你越多地练习重新聚焦的步骤，它就变得越容易。因为你的大脑开始更有效地工作了。

当强迫症袭来，首先要把它重新确认为强迫观念或强迫冲动，然后把它重新归因于你有强迫症这个事实——一种医学疾病。接下来，你要重新聚焦注意力到你所选择的另一个行为上。在拒绝被强迫症症状的表象所蒙蔽的时候，你就开始了重新聚焦的步骤。要告诫自己说："我正在经历强迫症的一个症状。我需要做另外一件事。"这件事可以是散步、健身、打篮球，也可以是听音乐、阅读、烹饪、编织、玩电脑游戏。不管你选择什么样的活动，重要的是要记住,该活动必须使你乐在其中。

步骤 3 的目标是,停止对强迫症状做出反应,同时意识到,在短期内,这些不适感会继续困扰你,你要通过转移到其他行为上来"绕过"它们。

步骤 4：重新评价(Revalue) 重新评价是认真练习前三步——重新确认、重新归因、重新聚焦后的自然成果。伴随着连续一致的练习,你将很快认识到强迫观念和强迫行为是应被忽视的毫无价值的分心事而已。有了这样的洞察,你将能够重新评价和看轻病态的强迫冲动,将其挡开直至它们开始消失。当你的大脑更好地工作,认识强迫观念和强迫行为的本质就变得容易了。你的大脑会更正常、更自动地行使职责。结果是症状的强度就会减弱。

步骤 4 中所包含的基本原则是：你越清晰地认识到强迫症状为何物,你就能越迅速地摆脱它们,就像扔掉毫无价值的垃圾一样。

前三个步骤的目的在于,运用你对强迫症本质的了解——一种由脑部生化不平衡引发的医学疾病——来帮助你认清这种感觉并非如其表面所呈现的那样真实可靠,从而拒绝被症状所蒙蔽,同时也避免了去实施强迫仪式行为,进而重新聚焦到富有建设性的行为上。在经过前面三步骤的充分训练后,患者通常能够及时地赋予强迫思维和冲动一个低得多的价值。

❸ 强迫症自救手册

在实际生活中,一些专门从事心理咨询与治疗的研究者发现,很多强迫症患者由于种种原因得不到及时的系统治疗,于是就结合他们自己成功的治疗经验,提出了下面的强迫症自救手册。

确定自己的焦虑线索

大多数强迫症患者对他周围环境中的某个事物怀有强烈的焦虑,比如某个物体、人或者情境。如某一强迫洗澡的患者,经过分析发现,其实他恐惧的是艾滋病病毒,害怕自己携带这种病毒并传染给家人。所以每次从外面回来必须长时间地洗澡。这里,艾滋病病毒就是他外在的焦虑线索。

一些让人感觉羞耻或者厌恶的内在想象、冲动或者一些抽象的想法，也能引起焦虑和痛苦。这一类就是内在的焦虑线索，比如，想伤害自己或亲人的冲动、开车时想撞人的冲动、不反复做某一动作就会大难临头的想法。

外在线索和内在线索并不一定同时存在于一个人身上，有些人只有外在线索，有些人只有内在线索。

确定自己的回避行为

强迫症患者为了降低自己的痛苦感和焦虑感，对于可以引发自己恐惧的情境或事物往往采取回避的行为，这一点和恐惧症患者一样。因此，强迫症患者要找到自己所有的回避行为。

确定自己的仪式行为

仪式行为是为了减轻由于强迫思维带来的焦虑和痛苦而采取的一种仪式性行为。仪式行为可以分为外显行为和内隐行为。外显仪式行为比较好识别，如反复洗手、反复洗澡、反复检查等；而内隐仪式行为识别起来相对困难，如某人没有外显的反复检查门有没有锁上的行为，但每次锁门后他都不放心，这时就会在头脑里数 1、2、3、4、5，数三遍以后就认为好了，门已经锁好了。像这种在头脑里数数的思维就是他内隐的仪式行为。

确定焦虑等级

面对一个情境或事物一点都不觉得焦虑,记 0 分,感到极度焦虑记 100 分。把确定的焦虑线索依次打分,然后把焦虑线索按得分高低进行排序,每 10 分一个等级,制成一个焦虑等级表格。

进行系统脱敏

强迫症患者要使自己反复地长时间暴露于焦虑的想法和情境中,这样就会给自己提供丰富的信息,打破原来的错误联结,矫正一直持有的负性评价,最终促进自己对先前的威胁性刺激形成习惯化。要使自己体验到并相信原先所焦虑的东西并不是所想象的那样可怕,后果也并不是所想象的那么严重。最终建立正常的行为反应模式。

系统脱敏要从焦虑等级中分数较低的情境开始,然后逐渐提升到分数较高的情境,最后面对最焦虑、最痛苦的情境。这个过程最好有治疗者一起参与,或者在家人和朋友的帮助下进行。整个过程中要进行相应的认知调整。暴露的频率要足够多,每次暴露的时间要足够长,否则达不到应有的效果。

阻止回避行为

通常情况下,使人暴露在其感到焦虑的情境中,会让人感觉到焦虑和痛苦,所以他们会极力回避这种情境。这时,就必须依靠自己的意志力或其他人的帮助来阻止回避行为的发生。只要在焦虑的情境中暴露足够长的时间,这种焦虑和痛苦就会有所缓解。经过大量的系统脱敏并阻止回避行为的发生,最终患者会对这类情境不再感到焦虑,建立正常的行为模式。

严格控制仪式行为的发生

强迫思维让人产生痛苦,仪式行为则能减少这种痛苦。如强迫洗手和反复检查的患者,在实施了仪式行为之后,其痛苦和焦虑就能获得缓解,于是他们就会认为这种仪式行为是缓解焦虑和痛苦的唯一有效的方法。从而使仪式行为得以固着和发展。

这一步骤的目的是为了打破这种仪式行为与缓解痛苦之间的错误联结,使人体验到并相信,不实施这种仪式行为,其痛苦和焦虑也能得到缓解。

患者处在焦虑和痛苦的情境中,就会想通过仪式行为来缓解这种焦虑和痛苦。这时,同样要靠自己的意志力或他人的帮助来阻止仪式行为的发生,经过这样的反复练习,患者就会发现,其实不进行仪式行为,其焦虑和痛苦也会得到缓解。最终使仪式行为不再出现。

避免新的仪式行为的产生

由于对仪式行为进行了阻止,患者就会感到焦虑和痛苦,所以很多时候他会不由自主地出现新的仪式行为,如控制住了自己不去反复洗手,可能会不知不觉地进行反复搓手来缓解焦虑和痛苦。因此,患者要及时发现这些新的仪式行为并进行阻止。

注意事项:

(1)暴露于焦虑的想法和情境中以及仪式行为的阻止是治疗强迫症的不同方面,所以这两步都必须进行。

(2)暴露的频率要足够多,每次暴露的时间要足够长,而且最好有其他人的参与。

(3)整个过程中的认知调整是防止复发和保持长期疗效的关键。

（4）由于这种疗法短期内会使人更加焦虑和痛苦，所以必须有足够高的治疗动机和改变的决心，要做好"忍受暂时的痛苦，带来长久的解放"的思想准备。

（5）有酒精依赖或物质滥用的患者、有严重错觉和妄想的患者以及有严重抑郁症的患者不适合以上疗法。

❹ 强迫症再也"强迫"不了你

在强迫症的治疗中，最为重要的是你的所作所为，而并非你的感觉。因为当你去做正确的事情，感觉上的改善将是早晚的事情。而如果你整天都沉浸在不良情绪中不能自拔，那么你将很难展开实际的行动，当然就更别想获得改善了。因此，你的行动才是最为重要的。

这就像是一个人在走夜路，当他走进一条漆黑的巷子，突然害怕自己是否会遇到鬼，于是感到非常紧张，但同时，他们却又认为自己不该出现这样的念头和焦虑的情绪，于是就拼命地去加以压制。走出巷子后，他们还会反复地想自己为什么要出现害怕的心理，并强烈地抵抗先前自己所出现的行为和情绪。结果,强迫症状产生了。而实际上,在走过漆黑的巷子时有恐惧和焦虑的反应是很正常的,只要走过这条巷子,我们的焦虑情绪就会消失。

因此,我们所需要做的就是行动起来,而行动起来就是去生活。就像森田疗法里所强调的"为所当为"一样,它并不是说要患者在症状来临的时候不停地做事情,比如做清洁、扫地等,而是要求患者去生活。不论症状存在与否,不用去管它,该工作就去工作,该学习就去学习,该玩就玩,该休息就休息,该听音乐就听音乐,该逛街就逛街,该聊天就聊天,等等,就是像健康人一样去生活。

行动=去生活。行动起来,像健康人一样生活,强迫症便再也"强迫"不了你!

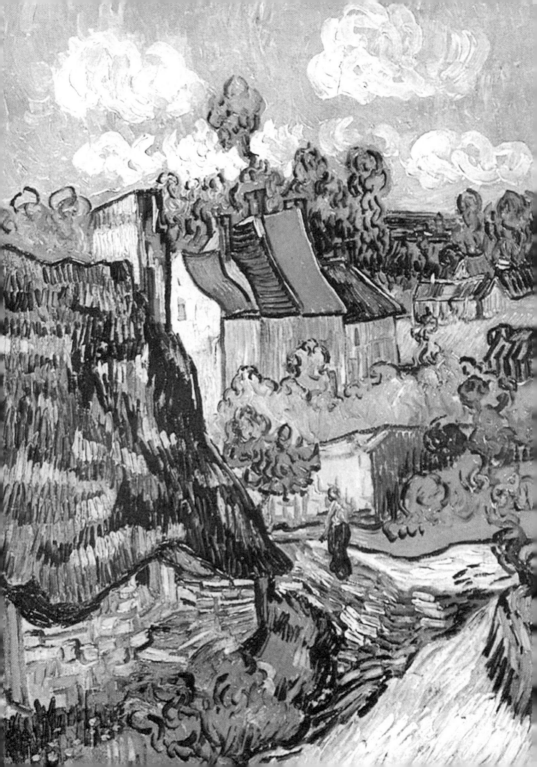

附:

∽ Yale-Brown 强迫症状量表 ∽

　　Yale-Brown 强迫症状量表有 10 个临床评定项目,每一项目从 0 分(无症状)到 4 分(症状极重)5 级评分,评分越高说明症状越重。总分为 10 个项目的评分之和(0~40分)。强迫思维(项目 1—5 的评分之和)与强迫动作(项目6—10 的评分之和),可以分别评定。

　　Yale-Brown 强迫症状量表根据症状花费的时间、干扰正常功能的程度、患者的主观苦恼、病人积极抵抗以及控制症状程度进行评分。项目 1—3 和 6—8 为强迫思维或强迫动作所花费的时间、对正常功能的干扰以及痛苦程度。这

些项目与强迫症的严重性有直接的联系。第 4 项和第 9 项
分别评定抵制强迫思维或强迫动作的程度,量表设计者认
为,"抵制"是强迫症患者反抗强迫思维和强迫动作所做努
力的尺度;症状严重者所做努力较少,该项目评分较高。第
5 项和第 10 项分别评定控制强迫思维或强迫动作的程度,
与第 4 项和第 9 项不同之处在于:"控制"是指能否成功、有
效地控制强迫症状,与所做努力多少无关。

　　Yale-Brown 强迫症状量表主要用来评估已被诊断为强
迫症的患者的症状严重程度和治疗效果,一般不能作为诊
断用量表。一般每周评定一次,也可根据需要在不同时间
进行评定。首次评定前,要求患者列出强迫思维和强迫动
作的症状清单。以后每次评定前,施测者先复习一下症状
清单;如果出现新的强迫思维或强迫动作,则应重新修订症
状清单。

Yale-Brown 强迫症状量表

姓名:_____ 性别:_____ 年龄:_____

病室:_____ 研究编号:_____ 住院号:_____

评定日期:_____第_____次评定 评定者_____

1. 强迫思维占据时间:您有多少时间被强迫思维所占据? 是否经常出现? (不包括非强迫性的、与自我相协调的、过分而合理的反复思考,或沉湎于这种想法)

0=无,

1=轻度[偶尔出现(一天内少于 1 小时)],

2=中度[经常出现(一天内 1~3 小时)],

3=重度[频繁出现(一天内 3~8 小时)],

4=极重度[近乎持续出现(一天内超过 8 小时)]。

2. 社交或工作能力受强迫思维影响的程度:强迫思维使您在社交或工作中受到多少干扰? 有没有因此而使您不能完成某件事情(如果病人现在没有工作,那么假设病人在工作,以评定其受干扰强度)?

0=无,

1=轻度(轻度影响社交或工作,但整体活动未受影

响），

2＝中度（肯定影响社交或工作，但还可加以控制），

3＝重度（社交或工作受到相应程度的损害），

4＝极重度（丧失社交或工作能力）。

3. 强迫思维所致痛苦、烦恼程度：您感受到多少痛苦、烦恼（对于大多数患者而言，这种痛苦也就等于焦虑，但也有例外，如病人会说感到"烦恼不安"，但否认有"焦虑"。在此只评定由强迫思维所致焦虑，而非广泛性焦虑或与其他症状有关的焦虑）？

0＝无，

1＝轻度（较少有痛苦、烦恼，且程度较轻）；

2＝中度（经常有痛苦、烦恼，但还能控制），

3＝重度（感到明显痛苦、烦恼，且次数很多），

4＝极重度（近乎持续感到烦恼，以致什么事情都不能做）。

4. 对强迫思维的抵制：您做过多少努力来摆脱强迫思维？一旦强迫思维出现，您多少次试图转移注意力或不理会它（在此对试图摆脱强迫思维所做的努力做评定，而不论

事实上成功与否)?

0=一直努力去克服强迫思维,或者症状轻微而无需主动去抵制,

1=大部分时间里试图去克服,

2=做过一些努力试图去克服,

3=服从于所有的强迫思维而没有克服的企图,但有些勉强,

4=完全并且乐意服从于所有的强迫思维。

5. 控制强迫思维的程度:您能控制住多少强迫思维(您成功地阻止或转移了多少强迫思维)?

0=完全能控制,

1=基本能控制(能通过做些努力和集中思想来阻止或转移强迫思维),

2=能控制些(有时能阻止或转移强迫思维),

3=很少能控制(很少能成功地阻止强迫思维的进行,很难因转移注意力而摆脱强迫思维),

4=完全不能控制(完全无意地在体验强迫思维,很少能甚至仅是瞬间地摆脱强迫思维)。

6. 您在强迫行为上用了多少时间:您有多少时间用于强迫行为上？是否经常出现？（如果强迫行为主要表现为有关日常生活的仪式动作,则作以下提问:）您在日常活动中出现仪式动作时,完成这项活动所用时间比正常人多多少(大多数患者的强迫动作是强迫性行为表现,如反复洗手,但也有些患者的强迫行为不容易被人察觉,如默默地反复核对)？

0=无,

1=轻度(每天少于1小时,或偶尔出现),

2=中度[每天1~3小时,或频繁出现(一天多于8次,但多数时间里没有)],

3=重度[一天3~8小时,或出现非常频繁(一天多于8次,且多数时间里都有)],

4=极重度[每天多于8小时,或几乎持续性出现(出现次数太多而无法统计,并且几乎每个小时都出现数次)]。

7. 受强迫行为干扰的程度:强迫行为使您在社交或工作中受到多少干扰？有没有因此使您不能做某些事情(如果目前没有工作,则假定患者在工作来评定其受干扰程

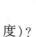

度)？

0=无,

1=轻度(轻度干扰社交或工作,但整体活动未受影响),

2=中度(明显干扰社交或工作,但还能控制),

3=重度(导致社交或工作相当程度受损),

4=极重度(丧失社交或工作能力)。

8. 强迫行为所致痛苦、烦恼程度:如果阻止您正在进行中的强迫行为,您会有什么感觉(过一会儿再问以下问题)？您会变得怎样焦虑(在此指突然终止患者的强迫行为而不予保证会允许再做时,评定患者所体验到的痛苦、烦恼程度。对大多数患者而言,执行强迫行为时会减少焦虑,所以在做以上评定时,若检查者确定患者的焦虑确实在阻止执行强迫行为后反而减少了,那么再问:在进行强迫行为、直至完成并感到满意为止的这个时期内,您感受到多少不安)？

0=无,

1=轻度(阻止强迫行为后仅有轻度焦虑,或在进行强

迫行为时只有轻度焦虑),

2=中度(在强迫行为受阻时,焦虑有所增加,但仍可忍受,或在执行强迫行为时,焦虑有所增加而仍可忍受),

3=重度(在执行强迫行为时或被阻止执行时,出现显著持久的焦虑,且越来越感到不安),

4=极重度(对旨在改变强迫行为的任何干预,或在执行强迫行为时焦虑体验难以忍受)。

9. 对强迫行为产生的抵制程度:您做了多少努力以摆脱强迫行为(只评所做的努力,而不论事实上成功与否)?

0=总在努力试图摆脱强迫行为,或症状轻微而无需摆脱,

1=大多数时间在试图摆脱,

2=做过一些努力欲摆脱,

3=执行所有的强迫行为,没有想控制它们的企图,但做时有些勉强,

4=完全并心甘情愿地执行所有的强迫行为。

10. 控制强迫行为的程度:您想执行强迫行为的内心驱动力有多强(过一会儿再问以下问题)? 您能控制住多

少强迫行为?

0＝完全控制,

1＝基本能控制(感到有压力要去执行强迫行为,但往往能自主地控制住),

2＝部分能控制(感到强烈的压力必须去执行强迫行为,不努力的话便控制不住),

3＝很少能控制(有很强烈的欲望去执行强迫行为,费尽心力也只能延迟片刻),

4＝不能控制(完全不由自主地欲去执行强迫行为,即使做片刻的延迟也几乎不能)。

强迫思维计分_____ 强迫行为计分_____
总分_____

❧编者的话❧

    如果说人人都有一点强迫症,这句话也并不太过分。

    儒家文化强调:"天行健,君子以自强不息。"所以,当子贡跟孔子说:"我不想学习了,我想去侍奉君主。"孔子说:"侍奉君主不是一件容易的事,怎么可以停止学习呢?"接着子贡提出"侍奉父母""娶妻生子""结交朋友""回家种地"等想法,都逐一被孔子否定了;孔子说每件事都很不容易,怎么可以停止学习呢!最后,子贡说:"这样的话,我就永远没有停止学习的时候了?"孔子说:"有。看看远处那个小土包,那就是你休息的地方。"

    在儒家看来,人生在世,无论何时都不能停止学习人伦道德，只有与世长辞方可得到永久的休息。这与西方神话中西西弗斯的处境是多么相像。西西弗斯被罚把一块巨石推上山顶，而巨石由于重力又滚下山去，然后他再将它推上山顶，如此反复，不得休息。

然而，在这种无休止的重复劳动中，有任何快乐和幸福可言吗？

答案是"有"。就像加缪认为西西弗斯努力的过程是幸福的，我们认为"天行健，君子以自强不息"应该也是幸福的。

这时，你可能要问幸福在哪里？——"我都得了强迫症！"

我们知道，强迫大多是来自心中的不安和焦虑，为了抗拒这种不舒服的感觉，我们做出各种仪式化的行为。当焦虑得到缓解，这种仪式化行为就愈演愈烈，难以停止。但如果我们一开始就能够理解和接纳这种焦虑呢？如果我们能够理解人生之中这种必须不断努力的困境，如果我们能够接纳生命之中引起焦虑的种种不确定，我们可能就会建立一种新的安全感——一种在风浪中前进的安全感。实际上，我们是喜欢挑战的，"与天斗，与地斗，与人斗，其乐无穷"，尽管仍有许多痛苦，但其中孕育着幸福。

就像李宗盛的歌里唱的："向情爱的挑逗，命运的左右，不自量力地还手，直至死方休。"在生命的过程中，我们当然要还手，而且还要还得漂亮。

如何才算漂亮呢？强迫症最大的问题在于它限制了人们的自由，使人们丧失了很多选择，把丰富多彩的生活变成了只有灰色。一个洁癖患者可能只愿意到某一家餐馆吃饭，只愿意接受某一位服务员的服务，甚至只点某一道固定的菜肴，然后掏出自带的餐具开始用餐。这样的生活是被动的，是单调的，自然谈不上什么漂亮，也谈不上什么幸福。

正如《强迫，你好》这本书的封面所示，当一个人被蒙住了眼睛，被束缚住了手脚，这种生活是没有幸福可言的。但是，当他说出一声"强迫，你好"并挣扎着前进，把命运掌握在自己手里，生活的局面就会被打开，生命变得丰富多彩，幸福也会随之而来！